NUEVA PSICOPATOLOGÍA II

(Nueva Psicopatología 2ª edición)

José Ramón Cano Hevia

Mónica Cano Rosás

José Ramón Cano Rosás

PRÓLOGO

Hace algunos años escribí el libro "Nueva Psicopatología", que vio la luz en 1975. Desde su publicación, dada la necesidad de una interpretación cada vez más actual de todas y cada una de las cuestiones en él tratadas, he intentado en publicaciones monográficas y trabajos completar y poner al día algunas de las grandes cuestiones psiquiátricas que entonces abordé. Pero la realidad es que, afortunadamente, la ciencia se mueve más deprisa que el mismo pensamiento, de tal suerte que los intentos de actualizar cada una de estas grandes cuestiones rápidamente iban perdiendo el vigor y la plenitud científica de lo verdaderamente actual. Constantemente se planteaba además la necesidad de poner al día e integrar, en una visión unitaria y coherente, la inmensa cantidad de aportaciones que especialmente desde la investigación básica y su aplicación a la psiquiatría biológica se iban poniendo en nuestras manos. Por otra parte, la conciencia de las proporciones siderales que alcanzan los nuevos conocimientos científicos, con la tendencia diaspórica que ello conlleva en psiquiatría, planteaba cada vez con mayor fuerza la misma necesidad angustiada de una comprensión totalizadora del acontecer psíquico y sus manifestaciones morbosas, que ya sirvió de acicate para escribir "Nueva Psicopatología", y empujaba más y más a mi ánimo para reescribir una nueva versión del tema.

Naturalmente, en el momento actual se trata de la misma intencionalidad, pero en gran medida de un libro distinto: se conserva el título y los mismos supuestos doctrinales que desde el punto de vista epistemológico sirvieron de armazón al mismo (el intento de comprensión totalizadora del ser humano psíquicamente enfermo, al amparo de una visión dialéctica). A este respecto, la segunda parte del mismo ha sido conservada. Su anclaje en gran parte en un terreno tan sólido y riguroso como es la filosofía ha permitido la conservación de la mayoría de la misma. Por contra, la primera parte de la obra, donde se manejan temas biológicos, no conserva de la primera edición de Nueva Psicopatología más que un finísimo hilo conductor: la estimación de tipo dialéctico con que son vistas las alteraciones morbosas; el resto no tiene respecto al contenido apenas semejanza alguna con el primer libro.

A despecho de que este segundo intento de captar la realidad psicopatológica de una forma científicamente actual, e incluirla en una visión unitaria del ser humano y su manera de enfermar desde el punto de vista psíquico (que fue la intencionalidad del primer libro) resulte una tarea excesiva para mis fuerzas, como acaso lo fue Nueva Psicopatología en su momento, ahora como entonces una cosa es igual: el deseo, la ternura y el inmenso amor que la tarea a la que dedicado toda mi vida pueda de alguna forma ser mantenido.

En Nueva Psicopatología se intenta -en la primera parte- un abordaje esclarecedor de las grandes cuestiones psiquiátricas en lo que hace al trastorno originario de las enfermedades endógenas, desde el punto de vista del sustrato bioquímico dentro de los límites solipsistas; así como también se pretende un análisis riguroso -en la segunda parte de la obra- de la dinámica individuo-entorno iluminada con aportaciones fenomenológicas y existenciales. No es un tratado de psiquiatría, por lo que numerosas cuestiones clínicas relevantes como las psicosis exógenas, los desarrollos psicopatológicos, las sociopatías, las adicciones, y un largo etcétera que incluye los cuidados y tratamiento de los enfermos, la clínica en suma, no son materia de este libro. Por otra parte, toda la vertiente puramente clínica aludida está ya docta y magistralmente sistematizada por muchos autores de gran prestigio que nos han precedido.

Nueva Psicopatología es pues, modestamente, un libro doctrinal, no un tratado clínico.

José Ramón Cano Hevia

NOTA

Hace ya muchos años (verdaderamente demasiados, en realidad más de quince) que quedamos obligados por el compromiso de publicar esta Nueva Psicopatología, que más que una segunda edición es -en más de la mitad de su contenido- una obra nueva y diferente. Debido al considerable periodo de tiempo transcurrido ha quedado en algunos puntos inevitablemente desactualizada, pero desde luego no en todos, y ni siquiera en una proporción lo suficientemente significativa como para no acometer esta dura tarea de darle luz. Las resonancias emotivas aún vivas y lacerantes que han interferido con la realización de esta labor -y que en parte han sido la causa de postergarla durante tanto tiempo- se han añadido al problema de compilar y en ocasiones corregir o modular un trabajo científico que quedó sin terminar, y que pertenece a un campo que, si bien no nos es del todo extraño, nunca hemos dominado (desde luego no lo suficiente como para tener la seguridad de no errar).

Debemos confesar aquí que la edición anterior no la habíamos leído con el interés suficiente, y quizá también por ese motivo pensamos ahora, mientras realizamos este duro trabajo, que esta Nueva Psicopatología verdaderamente se merece los pobres esfuerzos que hemos realizado y muchos otros más de los que desafortunadamente no seremos capaces.

El lector notará que en alguna ocasión muy esporádica se hace referencia a una ligazón de la segunda parte con la primera difícil de encontrar o incluso eventualmente ausente. Esto se debe con toda probabilidad a que el libro -entendido globalmente- quedó sin terminar (lo que creo que se aprecia con especial nitidez en el capítulo dedicado a la epilepsia), y no hemos conseguido completar todos sus detalles ni casar con acierto todos sus componentes. Únicamente hemos incluido casi sin modificar un Addendum ("El psiquismo como dialéctica") al final del libro tomado íntegramente y con muy escasas correcciones de su primera edición, aunque probablemente debería figurar justo al inicio de la segunda parte y quizá ese es el orden en que debería leerse (justo antes de terminar la lectura de la primera parte de la presente edición).

Por el mismo motivo solicitamos aquí cierta indulgencia en lo que atañe a la bibliografía, que puede contener algún pequeño error en ningún caso atribuible al autor principal.

Pensamos que esta obra realmente será de utilidad para quien la lea con interés, fijará conocimientos y, sinceramente, creemos que posibilitará también una mejor comprensión del ser humano, tanto de aquel psíquicamente enfermo como del que habitualmente denominamos sano (y que acaso no sea otra cosa que una entidad doliente con capacidad de amar).

Personalmente lamentamos ahora no haber acometido antes esta tarea, mucho antes. Y, aunque no nos devolverá a nuestro padre, sí que nos ha servido para quererle más y admirarle como hace tiempo debimos hacer.

José Ramón Cano Hevia, Mónica Cano Rosás, José Ramón Cano Rosás

ÍNDICE

SEGUNDA PARTE

PRIMERA PARTE

LA EVOLUCIÓN DEL PENSAMIENTO PSIQUIÁTRICO. DEL EMPIRISMO DE LA CLÍNICA A LA PSICOPATOLOGÍA

La evolución del pensamiento, en lo que hace a las grandes cuestiones psiquiátricas, se va a estudiar especialmente en lo que se refiere a la esquizofrenia y las enfermedades afectivas por su capital importancia; ambas son puntos cardinales en psiquiatría. Posteriormente se analizarán los puntos de vista actuales para intentar penetrar en la esencia del trastorno originario de las mismas, a la luz de la psiquiatría biológica. En lo que hace a los complejos sindrómicos vinculados a la persona con descenso del nivel psíquico -las demencias- que a primera vista aparecen como un grupo proteiforme pero que acaso constituyan el grupo más compacto y unitario, la evolución del pensamiento psiquiátrico no presenta importantes avatares, por lo que los puntos de vista acerca del mismo serán analizados en el propio capítulo dedicado a la demencia.

La evolución del pensamiento psiquiátrico en lo que se refiere a la epilepsia, un poco a caballo entre los grandes temas de la psiquiatría y los disturbios neurológicos de la persona profunda, se hará en el apartado correspondiente a esta enfermedad.

El concepto de esquizofrenia

Ninguna otra enfermedad es tan esclarecedora para comprender la evolución que ha seguido el pensamiento psiquiátrico como la esquizofrenia. Su análisis es paradigmático de la psiquiatría toda en este aspecto.

El origen de la esquizofrenia está en la demencia precoz que Morel aisló basándose en dos datos fundamentales: el primero de ellos era una peculiar estupidez, sobre todo afectiva (se refería a distanciamiento) de sus enfermos más jóvenes; el segundo, su aparente origen endógeno hereditario (en este sentido, la demencia precoz de Morel pertenece al gran tronco de la degeneración según el concepto de la época).

En la demencia precoz de Morel no estaban incluidos los grandes síndromes crónico-delirantes, pero más tarde Kraepelin, en el gran reflujo que caracteriza a la nosología psiquiátrica, sí los incluye.

Es Kahlbaum, en una etapa germinal, el primer psiquiatra que intenta una ordenación nosológica de las enfermedades psiquiátricas basándose en una supuesta unidad de etiología, de curso y de terminación. Kahlbaum divide las enfermedades psiquiátricas en: vesanías, vecordias, disfrenias y parafrenias. En la *vesanía* incluye lo que venía llamándose locura en general con sus estadios primario y secundario, la demencia precoz, la monomanía de los autores franceses, la entonces muy importante parálisis general, y algunas formas de locura circular. En la *vecordia* incluye las paranoias muy puras, algunas formas de locura circular, y una serie de cuadros clínicos caracterizados porque, a la par que las alteraciones intelectivas, presentaban disturbios afectivos (es decir, en este grupo no aplica su propio criterio de unidad de etiología, de curso y de terminación sino que agrupa a los enfermos ateniéndose a criterios psicopatológicos; se inicia así, probablemente sin quererlo, un abordaje psiquiátrico puro de las enfermedades mentales). En el grupo de las *disfrenias* incluye los cuadros provocados por reacción exógena y lo que posteriormente podría ser definido como síndrome de Bonhoeffer. En el grupo de las *parafrenias* vuelve a alejarse de su intencionalidad inicial, y agrupa a los enfermos con arreglo a la edad de aparición de la enfermedad en neofrenias, hebefrenias y presbiofrenias, y como grupo aparte la parafrenia hipnótica, cualificada por alteraciones del sueño.

Tendría que decirse que Morel y Kahlbaum son los dos precursores de Kraepelin y, en cierto modo, de ellos toma algún dato para construir su nosología. La nosología kraepeliniana parte del contacto inmediato con la clínica, y Kraepelin se constituye rápidamente en el astro más brillante de esta época, basada en el empirismo de la clínica. En Kraepelin el concepto de enfermedad en psiquiatría se identifica con el concepto de enfermedad en medicina interna; en este sentido Emil Kraepelin representa la figura de médico-psiquiatra, cargando el acento en el primer componente de esta dualidad irreductible, pero en su caso un poco escorada. Sydenhan había introducido en medicina el concepto de "especie morbosa", y de este modo las enfermedades -también las mentales- tendrían, al igual que las especies animales y vegetales en el sistema de Linneo, una personalidad exacta; la participación en un mismo cuadro clínico de elementos pertenecientes a dos o más especies no debería de existir, y esto sería lo que haría más vulnerable su sistema nosológico.

En la séptima edición de su libro Kraepelin define la demencia precoz con las siguientes palabras: "Séanos permitido reunir, en tanto no tengamos mayor amplitud de conocimientos, a una serie de enfermos cuya característica más importante es la terminación en una debilidad especial de la mente", e incluye como criterio así mismo la aparición precoz; es decir, se perfila de este modo la constante fundamental de la nosología kraepeliniana: la estimación de la forma de curso de cada enfermedad para su definición.

Kraepelin había sido discípulo de Wundt en Leipzig, y todas sus descripciones clínicas están marcadas por una psicología wundtiana: alteración de las "funciones psíquicas" como memoria, asociación de ideas, atención, conciencia, percepción, etc; en todo caso se hace referencia a síntomas fijados en la clínica pero no dice nada de las complejidades y honduras de los procesos psicológicos que preceden a estos síntomas, los cuales -así vistos– son el resultado final, muerto ya, de un devenir interno desconocido.

El psicoanálisis y la fenomenología

En el primer cuarto de siglo acontecen dos hechos de enorme interés para la psiquiatría:

Por un lado va adquirir difusión la obra de Freud y, aunque este autor enseguida se aparta del estudio de las psicosis para dedicarse al análisis de la neurosis, en uno de sus trabajos -el caso "Scherber"- va a hacer el análisis de un delirio paranoide, fraguado desde las hondas pulsiones vitales que anidan en la profundidad del subsconsciente. El conocimiento de la obra de Freud va a servir de estímulo a los psiquiatras de la época.

Por otro lado, y al amparo del acercamiento de la fenomenología a la psiquiatría efectuado por Jaspers, surge una corriente vivificadora de gran fuste. Jaspers había asumido el concepto del hombre como ser histórico de Dilthey, y así mismo la distinción entre ciencias de la naturaleza y ciencias del espíritu. Las ciencias de la naturaleza se ocupan del estudio de una realidad externa, que no conlleva una interioridad en sí misma, y que puede ser explicada. Las ciencias del espíritu se ocupan por contra de una realidad externa que conlleva una interioridad en sí misma, y que no es suficiente que intente ser explicada sino que necesita ser comprendida: la psiquiatría es una ciencia del espíritu y exige ser comprendida. Brota de esta fuente el concepto de "comprensibilidad" o "incomprensibilidad" de los síntomas, que va a marcar un hecho importante en la clínica psiquiátrica: las enfermedades mentales van a determinar síntomas "incomprensibles", el proceso psíquico impulsado por el devenir morboso no es identificable con ningún paisaje vivencial posible del observador que no posea la enfermedad; por contra, existen desarrollos psicopatológicos que, aún estableciéndose en la clínica psiquiátrica a veces con gran bizarría, pueden ser "comprendidos" por el observador a partir de determinados acontecimientos o sucederes existenciales en el devenir vital del sujeto.

La concurrencia de estos dos eventos (el psicoanálisis, con la captación de las fuerzas dinámicas de la profundidad del subconsciente, y la incorporación de la fenomenología de Jaspers) va a influir notablemente en una clínica más vital, ordenada desde la propia psicopatología. Surge el concepto de esquizofrenia, acuñado por Bleuler desde el punto de vista psicopatológico, que impregna toda la psiquiatría posterior, por un lado; y por otro se inicia un camino de investigación con rigor epistemológico en el estudio de la vivencia morbosa, en el proceso de reducción fenomenológica y en el análisis existencial, si bien este segundo camino preñado de rigor científico sufre una limitación en su desarrollo de la cual la psiquiatría posterior aún no se ha recuperado, pero que en el devenir futuro, si el destino así lo depara, ha de renovar la psiquiatría toda.

La psicopatología y la clínica

La influencia del primero de estos dos caminos, la psicopatología, va a cuajar en psiquiatría de una forma irrenunciable. Entre la **demencia precoz** de Kraepelin y la **esquizofrenia** de Bleuler hay una gran distancia: lo importante ya no es la forma de curso clínico sino la existencia de unas alteraciones psicopatológicas definidoras; el mismo nombre de esquizofrenia alude a las características visibles de la mente del enfermo: disgregada, escindida; siguen admitiéndose formas de curso continuo y formas de curso en brotes, pero esto no define la enfermedad. De este modo, nuevamente en ese reflujo característico de la psiquiatría (ciencia del espíritu al fin, con imprecisos límites), el círculo nosológico de la esquizofrenia se agranda notablemente respecto al de la demencia precoz, y es que muchas formas que por su curso clínico habían sido incluidas en la psicosis maniaco-depresiva pasan a engrosar las filas de la esquizofrenia, al presentar las peculiares alteraciones formales del pensamiento. En la esquizofrenia de Bleuler no existen por otra parte alteraciones afectivas primarias: la perplejidad del sujeto ante su acontecer vivencial absorbe el discurrir cognoscitivo en su totalidad, no deja espacio para la aparición de síntomas afectivos clínicamente importantes; tan es así que algunos cuadros clínicos, como la melancolía confusa de Schroeder, son considerados en aquel entonces como rarezas de la clínica de filiación difícil.

Desde este punto de vista psicopatológico la evolución del pensamiento psiquiátrico, en lo que se refiere a la esquizofrenia, está marcada por el intento de aislamiento de los síntomas primarios; naturalmente, los síntomas primarios de la enfermedad serán síntomas "incomprensibles", a partir de ellos pueden superponerse desarrollos psicopatológicos los cuales son menos constantes, más variados, "pueden ser comprendidos" desde la anomalía que los originó y son más asequibles a la psicoterapia.

En esta búsqueda de los síntomas primarios destaca la escuela de Heildelberg con Gruhle, Mayer-Gross, Behringer y un largo etcétera. En conjunto, los síntomas primarios de la enfermedad son: alucinaciones, delirios, alteraciones de los instintos, alteraciones del yo y alteraciones de los impulsos, que con ligeras diferencias de matiz son admitidos así por los diferentes autores. Bleuler por su parte habla de síntomas fisiógenos y síntomas psicógenos: los fisiógenos son los que derivan directamente del proceso morboso, los psicógenos son la expresión de desarrollos "comprensibles" derivados de los primeros.

Kurt Schneider rechaza enfáticamente estos puntos de vista, pues no es posible admitir la existencia del carácter fisiógeno de un síntoma si no conocemos la entraña y el origen de la enfermedad (es verdad que los desarrollos fenomenológicos posteriores esclarecen este problema con el concepto de "vivencias extralímites", pero se trata de un análisis enjundioso que no llegó -por las dificultades de manejo intelectual que conlleva- a constituirse en instrumento de la clínica usual y/o a ser asequible de una forma generalizada). Lo que importa decir en este repaso a la evolución del pensamiento psiquiátrico hace referencia a los conceptos más generalizados, y en este sentido no se comprende muy bien (o se comprende demasiado desde la vanidad humana) que el mismo Schneider que rechaza el concepto de síntoma fisiógeno en la esquizofrenia proponga como síntoma cardinal y definidor la alteración de los sentimientos vitales en la psicosis maniaco-depresiva.

Mención aparte por lo que a la esquizofrenia se refiere es la cuestión del curso clínico, que va a plantear una serie de problemas que se extienden hasta el momento actual. Ya en la determinación nosológica de Bleuler, pero como cuestión secundaria, se van a admitir diferentes formas clínicas en la presentación de la enfermedad.

Bleuler admite la forma hebefrénica y la esquizofrenia paranoide. Respecto a la parafrenia -que Kraepelin había incluido en una especie de solución gradual que iba desde la esquizofrenia paranoide, pasando por la parafrenia, hasta la paranoia- los mismos discípulos de Kraepelin la estiman como inexistente, y es excluida del orden nosológico. Pero la paranoia como entidad clínica sufre distintos avatares. Por un lado Kolle, discípulo de Kraepelin, examinando el material del Instituto Rudin en lo que atañe a los enfermos de paranoia, llega a la conclusión de que en realidad se trata de esquizofrenias; existen cuadros paranoides, sí, pero cuando no se trata de una esquizofrenia paranoide solo son desarrollos psicopatológicos. Contra esta opinión se alza Gaupp, quien defiende la vieja supervivencia del grupo basándose en el caso Hager y en el caso Wagner, que después de un desenvolvimiento bizarro llegan en una etapa posterior a ser asequibles a una influencia psicoterapéutica, asumiendo lo incongruente de sus pensamientos; considera que unos cuadros que pueden ser abordados psicoterápicamente no son esquizofrenias sino paranoias genuinas. Lo cierto es que en estos casos los síntomas de hipnosis en el sueño, la influencia a distancia y cierto condicionamiento del pensamiento son "incomprensibles", esquizofrénicos; la única cuestión a analizar sería cuánto de proceso y cuánto de desarrollo existiría en cada caso.

Las corrientes dicotomizadoras.-

La clínica psiquiátrica (abandonada en su momento a la aplicación de la investigación fenomenológica, que puede precisar de forma rigurosa estos extremos) prosigue hasta nuestros días con una gran imprecisión en la descripción clínica de la enfermedad.

Al estar el problema sin resolver surgen en la década de los noventa, desde el empirismo de la clínica, una serie de movimientos dicotomizadores de la esquizofrenia.

Crow propone dos formas de esquizofrenia: esquizofrenia con predominio de síntomas positivos (con alucinaciones, delirio y trastornos formales del pensamiento), y esquizofrenia con predominio de síntomas negativos (con abulia, anhedonia, alogia, asociabilidad, aplanamiento afectivo).

La esquizofrenia con predominio de síntomas negativos responde peor a los tratamientos, es de peor pronóstico y cursa frecuentemente con síntomas de hipofunción frontal, pudiéndose detectar eventualmente imágenes (PET y SPET) de la referida hipofunción, y en ocasiones ensanchamiento del asta frontal del ventrículo lateral.

Inevitablemente, y dada la fuerza de las corrientes biológicas, se establece que la esquizofrenia con predominio de síntomas positivos tiene como trasfondo histoquímico un exceso de actividad de sistemas DA (que especialmente afecta a vías de pars compacta de sustancia nigra, a caudado y a putamen, ya que la teoría dopaminériga arranca esencialmente de la simultaneidad de la acción terapéutica beneficiosa y la aparición de síntomas parkinsonianos).

Del mismo modo, y según este punto de vista, la esquizofrenia con predominio de síntomas negativos estaría condicionada por una disminución de la actividad o fatiga de los referidos sistemas dopaminérgicos.

En realidad, el análisis de las teorías acerca del sustrato histoquímico de la esquizofrenia (como el de otras grandes psicosis) no lo desarrollaremos en este lugar, en el que nos ocupamos de una visión panorámica en lo que hace al pensamiento psiquiátrico. Tendrá cabida en otras partes del estudio de mayor interés, en las cuales habrá ocasión de establecer la problemática actual en lo que se refiere a una serie de cuestiones fundamentales, y que abarca desde las interacciones entre los diferentes neurotransmisores, pasando por la actividad desencadenada por los psicofármacos, la importantísima actividad de los péptidos cerebrales activos y la intervención de las diferentes clases de receptores, hasta la actividad de los sistemas neuronales peptidérgicos (a caballo entre la función neurotransmisora y la función hormonal). Pero sí hay que señalar que desde el punto de vista etiopatogénico las teorías construidas sobre la alteración funcional de un determinado sistema neurotransmisor son simplistas, carecen de valor heurístico y están alejadas de la realidad científica; es consecuente por tanto (al igual que ocurre con las psicosis afectivas y la 5-HT) el incierto resultado que la aplicación de estos supuestos doctrinales tan entecos está produciendo en la psiquiatría actual.

Pero es que además esas corrientes dicotomizadoras no se corresponden con la realidad clínica: un cuadro psicótico abandonado a su propio destino, no mediatizado por la acción de los psicofármacos (a pesar de que adecuadamente manejados es clara por ahora su necesidad e imprescindible su uso) evolucionaría desde un cuadro procesal activo hasta un cuadro con síntomas secundarios negativos, en diferentes estadios de la enfermedad.

Andreassen, partiendo de esta realidad clínica, admite la

existencia en el mismo paciente de formas "mixtas", pero propone su división en la clínica de la enfermedad entre síntomas cognitivo-perceptivos y síntomas comportamentales.

> *Síntomas cognitivo-perceptivos*: alucinaciones, delirio, trastornos formales.

> *Síntomas comportamentales*: abulia, apatía, anhedonia, alogia, asociabilidad, disminución del interés.

No obstante es claro que esta dicotomía tiene algo de artificio pues resulta evidente que un paciente con síntomas cognitivo-perceptivos va a tener la alteración o síntoma comportamental subsiguiente, y es también claro que un paciente no puede tener un síntoma comportamental -como es la disminución del interés, por ejemplo- sin que repercuta en su cognición-percepción. El mismo Freud llama la atención en la teoría de los actos fallidos sobre el hecho de que las cosas se recuerdan mejor cuanto mayor interés que se ponga en ellas. Pero es que además, volviendo al mismo síntoma "comportamental" como ejemplo, el interés no es una función unitaria sino que está incardinado en la totalidad de la vida psíquica y tiene sólidos mecanismos cerebrales que sustentan esa totalidad (Karplus, Kleist, Bard, Rioch, Foerster y un etcétera interminable nos informan de la importante misión del hipotálamo en la actividad hacia el medio, así como de la función unitaria del núcleo mamilar medio, haz de Viq d'Azir, núcleo anterior del tálamo y girus cinguli, al igual que las conexiones de núcleos hipotalámicos por la pared del ventrículo con núcleo medial y lóbulo frontal). En el momento actual la cartografía cerebral indica las conexiones funcionales de cada uno de los sistemas neuronales con las áreas más decisivas en el interés y en la dinámica psíquica (DA en área 10, vías intrahipotalámicas, vías mesoaccumbens, vías nigroestriadas, vías mesolimbo-subcorticales; NA en vías ventrales ascendentes, colaterales de vías del locus a amígdalas, septal e intersticial; 5-HT del rafe a cada uno de los estratos funcionales de la vida psico-afectiva; sistemas peptidérgicos del núcleo arcuato, área preóptica, estría terminalis, núcleo interpendular, núcleo supraquiasmático, áreas y sistemas eferentes corticofugos activadoras a su vez de áreas impulsoras corticales); mecanismos todos ellos que intervienen en el interés, de modo que este como los otros síntomas señalados como "cognitivo-perceptivos" o "comportamentales" se apoyan en estructuras y mecanismos muy complejos, y su división es artificiosa.

En la línea de los movimientos dicotomizadores de la esquizofrenia, que brota del empirismo de la clínica de los noventa, y al amparo del olvido de los datos científicos apuntados, Liddle va a dividir la esquizofrenia en tres complejos sindrómicos; a) Síndrome de distorsión de la realidad; b) Síndrome de desorganización; y c) Síndrome de pobreza psicomotora o empobrecimiento de la personalidad, de la siguiente manera:

Síndrome de distorsión de la realidad: con alucinaciones, delirio, comportamiento extravagante.

Síndrome de desorganización: con alogia, trastornos formales del pensamiento, afecto inadecuado, alteraciones cualitativas del lenguaje.

Síndrome de empobrecimiento: con pobreza de expresión, actividad psicomotora escasa y estereotipada, alteraciones cuantitativas del lenguaje con limitación del contenido, embotamiento afectivo.

En párrafos anteriores, y a propósito de otras tendencias dicotomizadoras, hemos señalado sumariamente las carencias que presentan estas formas de ver la enfermedad tanto desde el punto de vista clínico como desde el punto de vista doctrinal. El desarraigo de la clínica respecto de las aportaciones científicas que a lo largo de la historia del pensamiento psiquiátrico a veces se ha producido, y más especialmente la incapacidad de integración de los datos que actualmente están a nuestro alcance -muy particularmente desde la investigación básica- que en el momento actual adquieren dimensiones siderales (admitiendo el gran esfuerzo que ello conlleva), constituye la explicación de esta diáspora de las estimaciones clínicas por lo que hace a una enfermedad de tan capital importancia como es la esquizofrenia.

Dentro de esta corriente diaspórica, y brotados también desde el empirismo de la clínica, se extienden con gran fuerza los métodos estadísticos. Endicott, Spitzer y Fleiss señalan el nacimiento de estos métodos por la necesidad de adaptar el medicamento adecuado al enfermo idóneo. Naturalmente, dejando a un lado la visión global y la posición de estos métodos en la psiquiatría actual, en el propósito de ir analizando la evolución del pensamiento psiquiátrico en cada una de las enfermedades, en lo que se refiere a la esquizofrenia podemos dividir las aportaciones de estos métodos en dos grandes apartados: las clasificaciones de New-Haven y Carpenter que utilizan el método estadístico en cuanto a sintomatología, y las de Taylor y Feighner en cuanto a los síntomas y la duración de los episodios.

La necesidad de analizar por ordenador ese propósito inicial de búsqueda del medicamento idóneo para el enfermo adecuado se establece porque si queremos determinar, por ejemplo, cual es el mejor ansiolítico para neutralizar los estados de ansiedad, cuanto mayor sea el número de pacientes tratados con resultado eficaz con un determinado medicamento más segura será la utilidad del referido fármaco en tanto ansiolítico. Obviamente, esto será válido para cualquier medicamento prescrito para controlar otro síntoma. El ordenador es capaz de analizar una muestra incomparablemente mayor de lo que cualquier clínico sería capaz de hacer, si bien los datos deben ser recogidos por el clínico.

Surgen así sucesivamente diferentes métodos: DIAGNO, RDC, DSM, DSM III, DSM III R Y DSM IV. Naturalmente, e independientemente de la utilidad estadística, estos métodos no aportan nada nuevo al pensamiento psiquiátrico. Es la vuelta de la psiquiatría a los síntomas o, dicho de otra manera, a la psiquiatría kraepeliniana informatizada.

LAS CORRIENTES BIOLÓGICAS

Las localizaciones cerebrales

La evolución del pensamiento psiquiátrico respecto a la enfermedad mental no se puede analizar sin tener en cuenta el inicio de una psiquiatría biológica basada en las localizaciones cerebrales. En los albores de estos puntos de vista ya Flechsig expuso sus ideas sobre la localización de la inteligencia en la corteza cerebral, partiendo de las diferencias mielogenéticas de los distintos territorios corticales.

Broca señala el centro del lenguaje, y Wernicke desarrolla sus investigaciones sobre los fundamentos cerebrales de las diferentes alteraciones del lenguaje y dice que se podía demostrar el área para la comprensión del lenguaje en la primera circunvolución del lóbulo temporal. Lo importante es que para Wernicke la afasia temporal o parafasia es el paradigma de los trastornos mentales de contenido concreto y, del mismo modo, localiza la inteligencia en la corteza cerebral en apoyo de lo cual señala el progresivo aumento de la corteza en las diferentes especies evolucionadas a más complejidad en los distintos animales, y también la degradación cortical en las demencias que en aquel tiempo se incluían en la "Parálisis General".

En este clima de estimación de las funciones mentales y sus

alteraciones desde el punto de vista localizador destacan dentro del pensamiento psiquiátrico, y por lo que se refiere a la esquizofrenia, otras aportaciones. Así Kleist sugiere, ya bien entrado el siglo, la existencia de descarrilamientos y contaminaciones del pensamiento por lesiones del área opticopsíquica 19 de Brodmann, trastorno que denomina "trastorno perceptivo del pensamiento con paralogia" y que se expresaría en la esfera motora con el agramatismo de los catatónicos.

Abundan en toda esta época -que podríamos llamar de localizaciones cerebrales- afirmaciones de distintos clínicos sobre la importancia de algunas lesiones o disfunciones cerebrales precisas en el intento de comprensión del trastorno esquizofrénico. El mismo Kraepelin expone su opinión de que en las alteraciones del pensamiento esquizofrénico interviene el lóbulo temporal.

Todos estos intentos (y otros muchos más que se podrían citar) de comprensión de algunos síntomas de la esquizofrenia no cuajaron, no podían cuajar, en una teoría totalizadora de la enfermedad.

Los psicofármacos – La psiquiatría biológica

Es después de la introducción de los psicofármacos cuando comienzan a tomar cuerpo, desde el punto de vista de la psiquiatría biológica, diferentes teorías sobre el trasfondo histoquímico subyacente en la enfermedad.

La esquizofrenia – Teoría dopaminérgica.-

La teoría dopaminérgica de la esquizofrenia parte del hecho de que los medicamentos terapéuticamente activos, los neurolépticos, producen a la par que una mejoría clínica un síndrome extrapiramidal de tipo parkinsoniano. Conocido el sustrato de la enfermedad de Parkinson como una degeneración nigro-estriada de las vías dopaminérgicas que van de la pars compacta de la sustancia nigra al caudado y al putamen, la acción de los neurolépticos se basaría en una disminución de la actividad de estas vías dopaminérgicas. Fuxe, Anden y una serie de autores del instituto Karolinska señalan en los años setenta que los neurolépticos bloquean la actividad de la adenilciclasa (AC) del receptor dopaminérgico (el receptor posteriormente clasificado como D1), y el mismo Anden demuestra que este bloqueo determina un feedback con incremento de la síntesis de DA. Matthysse señala que la administración simultánea de tirosina tritiada y neurolépticos al animal de experimentación determina la aparición de DA radiactiva en las neuronas presinápticas; esta aparición de DA radioactiva no ocurre si se administra al mismo tiempo un IMAO o un inhibidor de la síntesis de la DA como es el H 44/68. El mismo autor demuestra incremento del HVA en el LCR de los animales tratados con neurolépticos.

Seeman y Snyder indican que los neurolépticos bloquean los cuadros estereotipados inducidos por la apomorfina (agonista DA).

Bunney y Aghajanian demuestran que la aplicación iontoforética de un neuroléptico en neuronas DA incrementa la frecuencia de disparo de las mismas.

En primer lugar hay que admitir que aunque existe una buena correlación proporcional entre la actividad terapéutica de un neuroléptico y su tendencia a producir síntomas extrapiramidales, esto no es siempre así pues determinados neurolépticos con actividad terapéutica eficaz como la clozapina o la tioridazina no provocan apenas síntomas extrapiramidales. Por otra parte, si la esquizofrenia estuviese condicionada por un exceso de actividad dopaminérgica, la determinación de los niveles de prolactina en los enfermos esquizofrénicos no tratados tendría que ser sensiblemente inferior a los de los sujetos normales, y esto tampoco es así, lo cual -conociendo el efecto PIF de la DA- introduce otro elemento de duda sobre la teoría dopaminérgica. En realidad, la teoría dopaminérgica de la esquizofrenia hoy en día no se puede sostener, pero en el análisis que estamos haciendo sobre la evolución del pensamiento psiquiátrico hay que señalar que constituye (aún en el momento actual) la teoría más difundida, encontrándose en estos momentos un poco entregada al análisis de la supuesta intervención de diferentes receptores DA -definidos por su afinidad a diferentes ligandos-, lo cual provoca, naturalmente, no poco desconcierto.

La esquizofrenia – Teoría de la transmetilación.-

Osmond y Smythies, al amparo de la semejanza estructural entre algún alucinógeno como la mescalina y determinados catabolitos de la dopamina como la "mancha rosada" (observada en las ropas de los esquizofrénicos e identificada como DMPEA) llegan a la conclusión de que la esquizofrenia estaría condicionada por un trastorno de la actividad COMT, con la producción de compuestos anormal y excesivamente metilados que actuarían como psicotógenos endógenos, responsables de la enfermedad.

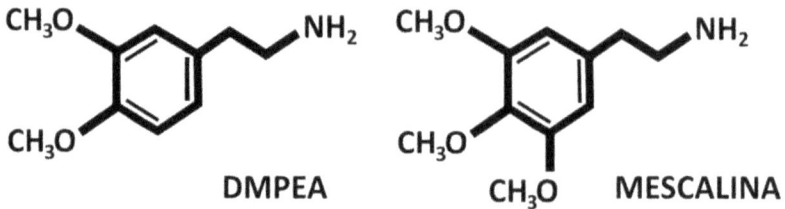

Muchos autores ponen de manifiesto que diversas sustancias donadoras de metilos como la metionina o la betaina pueden incrementar los síntomas psicóticos de la esquizofrenia, y todos están de acuerdo en afirmar que la administración continuada de metionina agrava los síntomas de la enfermedad, lo cual parece dar solidez a la teoría de la transmetilación; pero esto no está comprobado totalmente ni desde el punto de vista clínico ni desde el bioquímico. Desde el punto de vista clínico es cierto que la metionina agrava los síntomas psicóticos de la esquizofrenia pero también tiene efectos tóxicos colaterales que no han sido debidamente evaluados (en el capítulo dedicado a interacciones de psicofármacos tendremos ocasión de estudiar los efectos de la metionina); por otra parte no se han podido encontrar los catabolitos hipermetilados en las excreciones de los enfermos esquizofrénicos, a pesar de lo cual se han propuesto diferentes sustancias hipermetiladas como posibles esquizotoxinas:

La metilación anormal de la DA ⎯⎯⎯⎯*determina*⎯⎯⎯⎯▶ DMPEA
La metilación anormal de la 5-HT ⎯⎯⎯⎯⎯⎯⎯⎯▶ Bufotenina
La orto- y N-metilación de la 5-HT ⎯⎯⎯⎯⎯⎯▶ O-M-DMT
La N-metilación de la triptamina ⎯⎯⎯⎯⎯⎯▶ DMT

Axelrod y cols. describieron la existencia de orto- y

N-metiltransferasas, incluso describieron la existencia de una N-metiltransferasa indólica implicada en la formación de DMT.

Mandell manifiesta haber encontrado la formación espontánea de DMT en el pulmón de conejo in vivo y en el humano in vitro a partir de la triptamina. Otros autores anotan la existencia de una N-metiltransferasa en las inmediaciones de la epífisis capaz de catalizar la conversión de 5-HT en bufotenina. Friedhoff, por su parte, dice encontrar en esquizofrénicos la formación de DMPEA a partir de un catabolito menor de la DA, la 3-hidroxi-4-metoxi-feniletilamina (el catabolito habitual es la 3-metoxi-4-hidroxi-feniletilamina).

Entre los puntos de apoyo a la teoría de la transmetilación se encuentra la mención, por parte de otros autores, de una mayor concentración de la COMT en la fracción fantasma de los eritrocitos (no así en la fracción normal).

Gillin, Stoff y Wyatt describieron una N-metiltransferasa indólica en suero de enfermos esquizofrénicos, aunque en trabajos posteriores no lo pudieron confirmar. Wyatt, por otro lado, encuentra un incremento anormal de N-metiltransferasa en las plaquetas de los enfermos esquizofrénicos, y en trabajos con homozigotos solo lo encuentra en los que enferman de esquizofrenia, pero no en los sanos, de donde cabría deducir un factor existencial en la génesis de la enfermedad.

Naturalmente, esta teoría de la transmetilación tendría que basarse en la existencia de sustancias donadoras de metilos, y se arbitró -entre otros- la existencia anormal de 5-metil-tetrahidrofólico como posible causante de la esquizofrenia; en el momento actual se admite no obstante que el único donador de metilos en el SNC es la sulfo-adenosil-metionina (SAM), pero no ha sido posible encontrar en apoyo de la teoría de la transmetilación un aumento de SAM ni tampoco de su enzima de síntesis: la Same-sintetasa.

Heath, basándose en la utilización de un supuesto antagonista de la metionina, la metionina sulfoximina (D,L-methionine-d,l-sulfoximine (MSO)), dice haber obtenido con su administración una mejoría en los síntomas secundarios de la esquizofrenia; a este respecto hay que decir que la metionina sulfoximina y la alilglicina provocaron convulsiones generalizadas en ratas a dosis de 150 mg, a veces seguidas de la muerte (De Robertis). El análisis de los sistemas enzimáticos cerebrales del animal con convulsiones provocadas por estas sustancias denota incremento de COMT (natural tras las grandes impulsiones), disminución de GA y subsiguientemente de GABA; así mismo el análisis al microscopio electrónico de las células de Purkinje de la capa media del cerebelo -ordinariamente muy ricas en GABA- muestra una degradación de las mismas con el núcleo y el citoplasma muy densos, y las terminaciones en cesta tumefactas y sin vesículas sinápticas (no en la capa granular). Es decir, la metionina sulfoximina provoca una disminución de la actividad del GABA y la posible disolución de los refuerzos anormales en estriado, propios de algunos síntomas secundarios como iteraciones, automatismos, estereotipias, flexibilidad cérea y catalepsia, lo que explica la mejoría de algunos de los síntomas secundarios.

En la búsqueda de una confirmación de la teoría de la transmetilación numerosos autores indagan sobre la posible existencia de sustancias hipermetiladas en las secreciones de los enfermos esquizofrenicos, siendo en general los resultados negativos. Smythies, sin embargo, dice encontrar una diferencia en el LCR de los pacientes esquizofrénicos, comparados con los sanos, en cuanto a la cantidad de dimetiltriptamina (DMT) y de 5-orto-metoxi-dimetiltriptamina (5-o-metoxi-DMT). Algún autor (Braun) dice encontrar dimetoxi-fenil-etilamina (DMPEA) o "mancha rosada", intermitentemente, en las secreciones de enfermos con esquizofrenia paranoide, y Friedhoff, por su parte, señala un incremento de DMPEA en la orina de los enfermos esquizofrénicos no tratados en comparación con los enfermos no tratados o los sanos.

Los intentos de consolidar esta teoría desde el punto de vista de la clínica tampoco son muy alentadores. La DMPEA administrada al ser humano se transforma rápidamente en DMPAA pero *ninguna de estas sustancias* determina efectos psicopatológicos visibles, si bien provocan cambios en el EEG y pequeñas alteraciones cutáneas. Fabing y Hawkins utilizan la bufotenina administrándola a grupos voluntarios de reclusos y dicen que produce pseudopercepciones visuales en forma de manchas coloreadas. Turner y Merlis no encuentran estos resultados pero indican que la administración de DMT incrementa la inquietud y el temor en los pacientes esquizofrénicos.

Finalmente, la utilización experimental de estas supuestas esquizotoxinas en animales de laboratorio con conducta no condicionada demuestra que, en general, son más activos los derivados indólicos por este orden: 5-metoxi-orto-dimetil-triptamina, bufotenina y DMT -de mayor a menor actividad-, y todo ellos más que la DMPEA. Los derivados hipermetilados indólicos provocan en las ratas alteraciones de la conducta de tipo alucinatorio, y la DMPEA cuadros catatónicos análogos a los producidos por alucinógenos como la mescalina.

Como se ve, tampoco esta teoría cuenta con resultados convincentes a la hora de su valoración total; sin embargo, nos arroja un punto de luz que va a confirmar una validez parcial a la hora de comprender la totalidad. Cuestión que se abordará no preliminarmente, como en estos capítulos dedicados a la evolución del pensamiento psiquiátrico, si no en los que se dediquen a la visión actual de cada una de las enfermedades.

El rayo de luz que nos arroja es que, al igual que la teoría dopaminérgica es incompleta pero sí que demuestra la intervención de la DA de algún modo, en la teoría de la transmetilación se pone de manifiesto -ya veremos cómo- que las reacciones que regulan la transmetilación intervienen como un factor más en la génesis del trastorno esquizofrénico.

La esquizofrenia – Teoría peptidérgica.-

La incertidumbre que pervive en cuanto a la comprensión de las alteraciones de la dinámica histoquímica cerebral en la esquizofrenia lleva a otros investigadores clínicos a plantearse otra teoría, basada en este caso en la actividad peptídica cerebral, y más concretamente en la intervención de los péptidos opioides. Bloom, al observar la rigidez generalizada y total ausencia de actividad motora en las ratas sometidas a la administración de dosis altas de β-endorfina (BE) equipara este cuadro experimental a los cuadros catatónicos que se pueden dar en la esquizofrenia, y sugiere que la enfermedad estaría determinada por una elevación de los niveles de endorfinas (en realidad, una elevación de la actividad opioide, pues distintos fragmentos de la β-lipotrofina (BL) -como el 235-239- son más activos que la propia BE (que es el fragmento 235-265). Terenius, por su parte, encuentra niveles altos de BE en LCR de los enfermos esquizofrénicos y, lo que es más importante, estos niveles se normalizan con un tratamiento eficaz de neurolépticos. También Lindström encuentra niveles elevados de BE en el LCR de enfermos esquizofrénicos; sin embargo, Ross estudia los niveles de BE en plasma y no encuentra diferencias significativas entre los enfermos y los sanos (esto es natural, y solo significa que la búsqueda no se hace en el lugar adecuado, ya que los péptidos cerebrales activos se desgajan de fragmentos proteicos más complejos por proteolisis a medida que la dinámica cerebral los va necesitando; por otra parte, la determinación de péptidos en suero tiene un cierto grado de aleatoriedad, y las técnicas de inmunoensayo para algún péptido como la CCK pueden dar resultado positivo para otro como la gastrina).

Desde las primeras aportaciones en este sentido de Bloom y Terenius una serie de clínicos intenta comprobar la validez de la teoría.

Gunne trata a seis pacientes esquizofrénicos con 0'4 mg de naloxona y dice encontrar una mejoría (aunque este trabajo ha sido criticado por no estar hecho a doble ciego, por lo que algunos le restan validez). Lehmann, por su parte, trata a doce pacientes esquizofrénicos con 10 mg de naloxona y encuentra una mejoría en las alucinaciones auditivas y otros síntomas psicóticos (tensión, trastornos del pensamiento y alucinaciones) a las seis horas de la administración.

Watson efectúa el ensayo clínico con nueve pacientes esquizofrénicos mediante la administración de 10 mg de naloxona, encontrando también una mejoría de los síntomas psicóticos (alucinaciones auditivas).

Como la naloxona es muy inestable, varios autores efectúan ensayos con naltrexona. Simpson y Mielke no encuentran ningún efecto, pero Watson encuentra una mejoría del cuadro clínico con 25 mg de naltrexona, aunque con dosis de 80 mg tal mejoría no se produce. En todo caso, independientemente del efecto de 'ventanas terapéuticas', las dosis utilizadas son muy superiores probablemente a las necesarias para saturar los receptores opioides, por lo que hay que pensar que pueden intervenir otros mecanismos peptídicos.

Partiendo del mismo hecho experimental -la rigidez generalizada y la total ausencia de actividad motora en las ratas sometidas a dosis altas de BE- otros autores como Jacquet y Marks piensan que la rigidez provocada de modo experimental por la administración de opioides es semejante a la rigidez provocada por los neurolépticos, de donde deducen que el origen de la esquizofrenia estaría dado por un déficit de sustancias opioides.

Al amparo de este punto de vista una serie de clínicos intentan el tratamiento de la esquizofrenia con la administración de BE. Así Kline trata a seis pacientes psiquiátricos de diferentes patologías mediante la administración de 6 mg de BE, encontrando una mejoría en los depresivos y en los esquizofrénicos pero no en el resto. Pero este trabajo no es muy esclarecedor por varios motivos. En primer lugar lo heterogéneo de la muestra. En segundo lugar, la hipótesis de que con una sola sustancia se pueda corregir el trastorno histoquímico de enfermedades tan opuestas como la depresión y la esquizofrenia implicaría la posibilidad de que cuadros clínicos tan radicalmente distintos estén ocasionados por el mismo trastorno histoquímico (en este supuesto, por el déficit de actividad opioide). La falta de consistencia de este supuesto no precisa para su demostración demasiados alegatos. En tercer lugar los resultados que parecen darse en enfermos depresivos y esquizofrénicos de mejoría de ambos hay que asumirlos con reservas, más bien pudiera ser que los pacientes esquizofrénicos que manifiestan una mejoría fuesen en realidad pacientes esquizoafectivos, los cuales tiene un sustrato histoquímico distinto de la auténtica esquizofrenia. A este propósito cabe señalar nuevamente que en la época del aislamiento nosológico de la esquizofrenia, desde el punto de vista psicopatológico, los síntomas afectivos no formaban parte de la enfermedad, si bien constituyen un porcentaje importante a partir de la introducción de los psicofármacos.

LOS PSICOFÁRMACOS Y SU INFLUENCIA EN LA CLÍNICA

La esquizofrenia

Anteriormente se ha expuesto cómo en la época del aislamiento nosológico de la esquizofrenia por Bleuler los síntomas afectivos no formaban parte de la enfermedad; desde la introducción de los psicofármacos, sin embargo, los enfermos esquizoafectivos representan una parte importante de la clínica. La comprensión de ese problema va a ser posible a la luz de los conocimientos actuales, y será tratada en el capítulo relativo al estudio del trastorno originario, pero hemos de decir en estos párrafos -correspondientes a la evolución del pensamiento psiquiátrico- que la aparición de esta realidad clínica supuso para algunos de nosotros un acontecimiento sorpresivo y en ocasiones desalentador.

Quien esto escribe no podrá olvidar un acontecer clínico devastador. Acostumbrado a un largo y extenso caminar por la clínica psiquiátrica y con una experiencia clínica más o menos bien pero extensamente consolidada, desde los años de la iniciación en esta hermosa tarea -cuando tuve la fortuna de trabajar durante muchos años como ayudante del Dr. Villacián en el viejo Instituto Psiquiátrico de Valladolid (que entonces albergaba simultáneamente varios centenares de enfermos, de los cuales la mayoría eran pacientes esquizofrénicos en diferentes estadios de evolución)- hasta el momento actual, en que se puede decir que he tenido la ocasión de reunir un extenso acervo de experiencias clínicas, ya que aquellos años de convivencia con tan amado maestro se prolongarían posteriormente con la dedicación a la clínica psiquiátrica durante toda la vida, no podía imaginar que en determinado momento me dejara desoladoramente desarmado un evento clínico como el que aconteció.

De tan largo caminar psiquiátrico había almacenado en lo que a los pacientes esquizofrénicos se refiere múltiples experiencias de comportamientos autoagresivos, de ordinario extravagantes y parciales: pacientes con alucinaciones cenestésicas que se tragaban cantos rodados porque "alguien estaba manipulándoles en su interioridad visceral", pacientes que o bien se autolesionaban los oídos porque querían "que saliera quien dentro de ellos les atormentaba", o bien caminaban de continuo haciendo presión con ambas manos en las orejas "para que no se escapara el hombre que había dentro de los oídos y les hablaba", y una larga serie de autoagresiones o actitudes catatónicas de gran bizarría que podrían ser relatadas por todos los especialistas que hayan podido vivir siquiera parcialmente la época pre-psicofarmacología de la psiquiatría. Pero de ordinario el paciente esquizofrénico no era un paciente inquietante desde el punto de vista de la autoagresión letal como lo eran los enfermos que padecían la fase melancólica de la psicosis maniaco-depresiva.

Pues bien, en este contexto y bien entrada la década de los

sesenta, tuve la dolorosa experiencia de atender a un paciente joven, de veintiséis años de edad, regresado de la emigración hacia su aldea natal de Galicia. El diagnóstico era preciso y rigurosamente insoslayable: esquizofrenia procesal en estado de gran actividad, con intervención del pensamiento, alucinaciones auditivas, alogia, trastornos formales del pensamiento y perplejidad vivencial. El tratamiento era ya seguro y de eficacia probada, prescribiéndosele como psicofármaco activo la butirofenona, además del tratamiento complementario pertinente. El tratamiento fue vigilado cuidadosamente y, después de una corta temporada de aproximadamente un mes, en que se evidenció una franca mejoría esperanzadora de los síntomas activos de la esquizofrenia y una vida de integración sociofamiliar al parecer perfecta, atentó contra su vida y se ahorcó. El impacto emocional que tan inesperado desenlace produjo en mi ánimo fue de dolor y desolación. Por unos mecanismos entonces aún no conocidos el paciente había desarrollado, con el tratamiento neuroléptico, una profunda depresión.

El edificio nosológico construido por Bleuler para la esquizofrenia se resquebrajaba: aparecían los cuadros esquizoafectivos en la historia del pensamiento psiquiátrico.

Asumida la anterior disgresión como un intento de precisión en lo que se refiere a los resultados de Kline más arriba citados, hay que decir que otros autores se adhieren con entusiasmo al intento de esclarecer el sustrato bioquímico de la esquizofrenia al amparo de la hipótesis de un descenso de la actividad opioide. Berger trata a doce enfermos de esquizofrenia mediante la administración de 6 mg de BE obteniendo una variación del EEG pero sin desaparición de las alucinaciones auditivas y del resto de síntomas psicóticos. Gerner por su parte administra 10 mg de BE a un grupo de doce pacientes depresivos y otro de ocho esquizofrénicos, con el resultado de una mejoría de los pacientes depresivos pero no de los esquizofrénicos, seis de los cuales empeoran visiblemente.

La conclusión que se puede extraer de estos experimentos en lo que hace a la intervención de los péptidos cerebrales de tipo opioide en la esquizofrenia es clara, como sucede con el resto de las teorías bioquímicas anteriormente analizadas: no posee valor heurístico suficiente, no nos proporciona un conocimiento totalizador del trasfondo de la enfermedad, aunque pone de manifiesto que de alguna forma (ya veremos cómo) las variaciones inducidas en la actividad opioide del cerebro de los pacientes determinan en todo caso una respuesta clínica. O, dicho de otro modo, que los péptidos opioides están de alguna manera implicados en la enfermedad.

Es verdad que los ensayos clínicos efectuados al amparo de la hipótesis de una supuesta patogenia opioide hiperactiva en la esquizofrenia proporcionan resultados más alentadores que los basados en la hipótesis contraria. En general, de los trabajos en este sentido se deduce que rebajando artificialmente la actividad opioide se obtienen síntomas o indicios clínicos de una cierta mejoría, cosa que no ocurre en los ensayos basados en la hipótesis opuesta; incluso, las aportaciones más significativas demuestran que la elevación artificial de la actividad opioide produce mejoría en la depresión pero claro empeoramiento en la esquizofrenia.

El hecho es que la hipótesis peptídica de la esquizofrenia se queda, así enunciada, demasiado estrecha.

En este punto hay que señalar que los ensayos clínicos de diálisis efectuados bajo el supuesto de excesiva actividad opioide y niveles elevados de BE, y su depuración mediante este procedimiento, determinan según Wagemaker y Cade una mejoría de los pacientes a las dieciséis semanas de iniciada la diálisis. Naturalmente, si conocemos el hecho de que los péptidos cerebrales activos se forman en el cerebro a medida de las necesidades, desprendiéndose por proteolisis de moléculas proteicas más complejas, el intento de influir sobre la actividad cerebral depurando el exceso de opioides en sangre no parece que pueda ser muy eficaz, por lo que la supuesta mejoría de los pacientes esquizofrénicos por este método tampoco parece muy fiable de momento. Sin embargo, lo que sí resulta muy revelador es el hecho de que Palmour haya encontrado en el dializado de los pacientes esquizofrénicos una BE peculiar, con sustitución de la met-ENK terminal por leu-ENK.

Las psicosis afectivas. La psicosis maniaco-depresiva

La evolución del pensamiento psiquiátrico en las psicosis afectivas.-

Las psicosis afectivas, que tienen su primera configuración en el grupo de las vecordias constituido por Kahlbaum, van a cristalizar posteriormente en la psicosis maniaco-depresiva. Este grupo es delimitado por Kraepelin en la séptima edición de su libro y es una importante contribución de este autor a la nosología psiquiátrica; en el grupo reúne las locuras circulares, las periódicas, y las manías simples. La característica principal en esta primera época de la psiquiatría empírica es la forma del curso de la enfermedad, de carácter cíclico. Posteriormente, en la época psicopatológica de la psiquiatría, gran número de casos que anteriormente estaban incluidos dentro de la psicosis maniaco-depresiva por su presentación cíclica o en brotes pasan a engrosar el círculo nosológico de la esquizofrenia, al presentar los pacientes las peculiares alteraciones del pensamiento de esta enfermedad.

Es Kurt Schneider el que introduce los conceptos psicopatológicos para el aislamiento del grupo. Para Schneider la psicosis maniaco-depresiva se define por una alteración de los sentimientos vitales. Había tomado de Max Scheler la distinción entre sentimientos vitales y sentimientos anímicos: los *sentimientos vitales* brotan de la hondura biológica del ser, sin relación alguna en su aparición con los aconteceres del entorno existencial, son incomprensibles fenomenológicamente hablando; los *sentimientos anímicos*, por contra, pueden surgir a partir de acontecimientos del entorno existencial del sujeto, son en definitiva susceptibles de comprensión y constituyen desarrollos psicopatológicos.

Desde el punto de vista de Schneider la psicosis maniaco-depresiva oscila entre dos polos (tristeza y alegría) y de la triada sintomática de cada uno de estos polos (tristeza, inhibición motora y pensamiento inhibido para la melancolía o fase depresiva, y alegría, exaltación motora y pensamiento ideofugitivo para la manía) lo fundamental era el estado de ánimo; los síntomas de la motilidad y del curso del pensamiento eran derivación de aquel.

A este punto de vista de oscilación entre tristeza y alegría como base de la enfermedad se adhirieron autores tan importantes como Lange, si bien otros como Bumke no admitían esta bipolaridad porque consideraba más importante la gradación supuesta entre personalidad psicopática, psicopatía y psicosis. De todos modos, el grupo de la psicosis maniaco-depresiva estaba bastante bien construido y básicamente ha prevalecido casi hasta nuestros días: la aparición de los psicofármacos no ha producido en el primitivo concepto de esta enfermedad un agrietamiento tan bizarro de orden nosológico y clínico como ocurrió con la esquizofrenia. Acaso, entre otras razones, porque los psicofármacos empleados en la depresión resultaron más inciertos que la medicación neuroléptica en los enfermos esquizofrénicos.

De cualquier manera es evidente que el cuarteamiento nosológico del grupo - establecido en la era psicopatológica- se ha producido en los últimos tiempos. En primer lugar, la antigua oscilación depresión-manía que constituía la médula central del grupo hoy no es tan evidente (existen muchas depresiones endógenas tratadas con medicación antidepresiva que al cesar su evolución no van seguidas de cuadros maniacos, y por su parte existe un gran número de brotes maniacos que se presentan aisladamente, no subsiguen a un brote depresivo); es evidente que en la era de los psicofármacos los límites del antiguo grupo de la psicosis maniaco-depresiva tienden a desvanecerse. Paralelamente, surge una tendencia dicotomizadora del antiguo grupo desde el empirismo de la clínica. Desde los manuales diagnósticos y estadísticos se desgajan del antiguo tronco de la psicosis maniaco-depresiva multitud de cuadros afectivos: episodio depresivo mayor – episodio maniaco – episodio mixto – episodio hipomaniaco – trastorno depresivo mayor F 32.X episodio único – trastorno depresivo mayor recidivante F33.X – trastorno distímico F34.1 – trastorno depresivo no especificado F32.9 – trastorno bipolar 1 – episodio maniaco único F30.X – trastorno bipolar – trastorno bipolar 1 episodio más reciente maniaco F31.0, y un largo etcétera que en realidad puede ir ampliándose en razón de la sagacidad del clasificador para descubrir rasgos clínicos diferenciales. Evidentemente estos criterios clasificadores no tienen otras pretensiones que la propia catalogación estadística, pero ponen en evidencia la diáspora de criterios psiquiátricos surgida en lo que previamente había constituido el orden nosológico de los trastornos afectivos.

LA PSIQUIATRÍA BIOLÓGICA Y LOS PLANTEAMIENTOS ACTUALES

El complejo neurotransmisor

Cuando una función cerebral o una conducta está modulada por una serie de neurotransmisores, demostrados o posibles, no se puede aceptar que cada uno de ellos actúe aisladamente en el sistema nervioso central.

En realidad los neurotransmisores cerebrales forman un complejo neurotransmisor, alguno de cuyos componentes puede tener una función activadora o inhibidora en el seno de una función o de una modificación de conducta, que es resultante de un equilibrio, pero la modificación de uno de los componentes del complejo neurotransmisor provoca un desajuste de la totalidad determinando una alteración funcional o conductual (Lipton, Youngblood, Nemeroff).

La hipótesis del necesario equilibrio entre los diversos neurotransmisores para un acontecer psíquico normal se basa en las interacciones entre los mismos, y la peculiaridad de las interacciones que suceden en cada caso a partir del desorden en un sistema neurotransmisor va a determinar una distorsión característica en el total del complejo neurotransmisor, que se manifestará con una alteración psicopatológica, funcional o conductual distinta.

Los sistemas monoaminérgicos. La cartografía

La comprensión de las interacciones entre los diferentes neurotransmisores arranca de las dificultades surgidas con la introducción del método de la fluorescencia, a posteriori, y en relación con los obstáculos con que se tropezaba en la distinción entre sistemas dopaminérgicos y noradrenérgicos en algunos casos, como veremos posteriormente.

En principio es evidente que la introducción del método de fluorescencia por Falck y Hillarp supuso un gran avance para la investigación. Este método consistía en el tratamiento de los tejidos nerviosos a observar con formaldehido y su posterior congelación en propano líquido. Con esta técnica las catecolaminas (DA y NA) se transforman en dihidroisoquinolinas (DIQ) con una fluorescencia verde muy intensa, y las indolaminas se convierten en betacarbolinas (BC), con una fluorescencia más tenue. A partir de la introducción de este método fue posible observar los neurotransmisores en los lugares de depósito en el interior de la neuronas; esto abría la posibilidad de conocer las variaciones que la administración de un psicofármaco producía en estos depósitos a la par que posibilitaba el inicio de una cartografía cerebral con el conocimiento de los diferentes sistemas neuronales dotados de neurotransmisores específicos.

Al amparo de estos métodos de fluorescencia una serie de autores (Vogt, Udenfriend, Ungerstedt, Fuxe) va construyendo esta cartografía que en el momento actual, y por lo que a los sistemas monoaminérgicos se refiere, se puede resumir:

Sistemas dopaminérgicos:

-Sistema DA intrahipotalámicos.- Reguladores además de la impulsión hipotalámica (tubérculo mamilar-haz de Viq d'Azir-núcleo anterior del tálamo-girus cinguli), de la actividad de los sistemas neuronales peptidérgicos. Estos sistemas, que tienen sus cuerpos neuronales en área preóptica, estría terminalis, núcleo interpeduncular, núcleo arcuato y núcleos supraquiasmáticos, evacuan péptidos al sistema porta hipofisario y, unidos a receptores membranosos de la hipófisis anterior estimulan o inhiben la liberación de hormonas a diferentes órganos, actuando así a caballo entre la neurorregulación y la función hormonal.

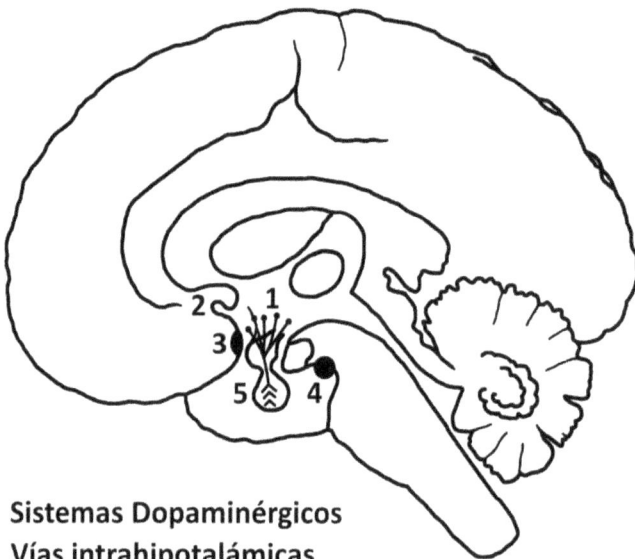

Sistemas Dopaminérgicos
Vías intrahipotalámicas

1. Áreas hipotalámicas periventriculares
2. Comisura blanca anterior
3. Quiasma
4. Tubérculos mamilares
5. Hipófisis

-Sistema DA meso-accumbens.- Con los cuerpos neuronales por delante del área supraóptica y en conexión con el área accumbens situada por detrás del bulbo olfatorio; estas vías son de gran interés en la kinesis en general y en la impulsión hacia el medio: el cuadro de "sham rage" (Cannon) provocado experimentalmente por una sección que excluye el córtex, el centro oval del telencéfalo y la cápsula interna, cambia de signo cuando la sección se efectúa por detrás del área preóptica, transformando al animal en abúlico e indolente.

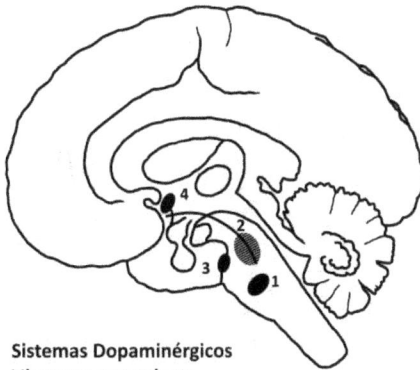

Sistemas Dopaminérgicos
Vía meso-accumbens

1. Sustancia nigra
2. Área paranigral
3. Núcleo interpeduncular
4. Núcleo accumbens

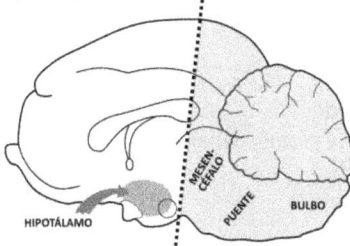

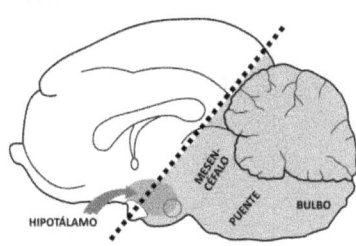

-Sistema DA nigro-estriados.- Con los cuerpos neuronales en la pars compacta de la sustancia nigra, y con conexiones con caudado y putamen; estas vías tienen gran importancia como sustento de todos los actos aprendidos, constituyen el "soporte esquelético" de gran parte de la vida anímica. Es interesante señalar en estos sistemas que determinadas sustancias como la bromocriptina (agonista DA) actúan al margen del segundo mensajero AMPc.

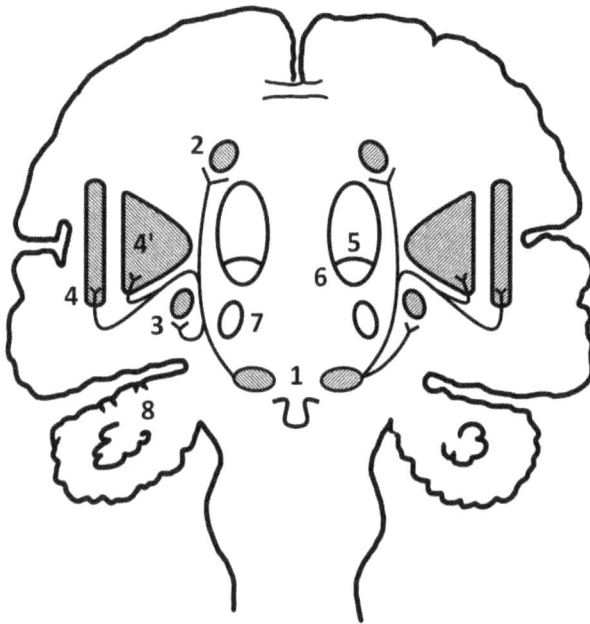

Sistemas Dopaminérgicos
Vía nigro-estriada

1. Locus niger
2. Núcleo caudado
3. Núcleo caudado
4 y 4'. Putamen y globus pallidus
5. Tálamo óptico
6. Cuerpo de Luys
7. Núcleo rojo
8. Cerebelo

-Sistemas DA meso-limbo-subcorticales.- Con inicio en el área 10 de protuberancia, envían sus proyecciones a la porción dorsal del núcleo septal, al núcleo intersticial, al núcleo amigdalino basal, al baso-lateral y al lateral-posterior. Estos sistemas tienen una gran importancia en la pulsión agresiva y sexual.

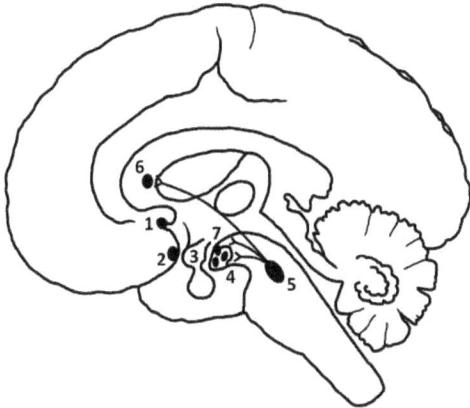

Sistemas Dopaminérgicos
Vía meso-limbo-subcortical

1. Comisura blanca anterior
2. Quiasma
3. Tuber cinereum
4. Tubérculos mamilares.
5. Protuberancia (A-10)
6. Núcleo septal lateral
7. Núcleos amigdalinos

-Sistemas DA mesocorticales.- Que conectan el mesencéfalo con la corteza límbica, con intervención decisiva en toda la modulación afectiva.

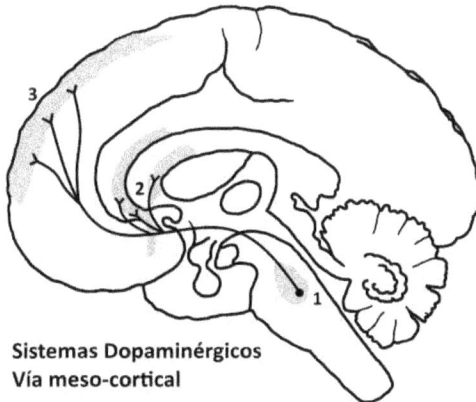

Sistemas Dopaminérgicos
Vía meso-cortical

1. Protuberancia (A-10)
2. Áreas límbicas corticales
3.Corteza prefrontal

Sistemas noradrenérgicos:

-Sistema NA ventral.- Con origen en protuberancia, con una rama descendente al núcleo rojo y cuerpo de Luys y otra ascendente a hipotálamo, núcleos hipotalámicos, zona incerta y campo de Forel; estos sistemas tienen importancia funcional en el alerta psíquico y en la ansiedad-angustia.

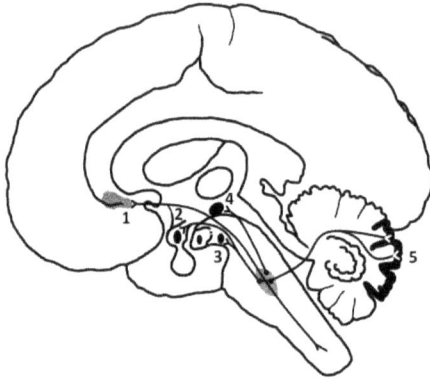

Sistemas Noradrenérgicos
Vía ventral

1. Porción anteroinferior del sistema límbico
2. Infundíbulo
3. Tubérculos mamilares
4. Eminencia media
5. Cerebelo

-Sistema o vía NA dorsal.- Con origen el locus coeruleus y que ascendiendo establece conexiones con todas las áreas corticales; en su trayecto en las inmediaciones el hipotálamo da colaterales hacia núcleo septal, núcleo intersticial y núcleos amigdalinos, que intervienen así mismo en la agresividad y pulsión sexual.

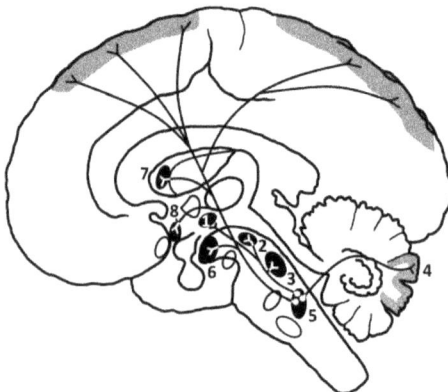

Sistemas Noradrenérgicos
Vía dorsal (A vía corta, B vía larga)

1. Globus pallidus
2. Cuerpo de Luys
A
3. Núcleo rojo
4. Cerebelo
5. Locua ceruleus
6. Amígdala
B
7. Núcleo septal
8. Hipotálamo anterior

Sistemas serotoninérgicos:

Con origen en rafe medio y dorsal su descripción unitaria es más difícil pues generan vías muy numerosas, hacen escala en los núcleos grises del tronco cerebral -que se extienden desde el IV° ventrículo hasta el diencéfalo- y conexionan además con todas las áreas cerebrales; intervienen (conjuntamente con otros mecanismos) en la regulación de funciones periódicas y actividad de la persona profunda, muy compleja, pero que incluyen el biotono y la regulación de la vida afectiva.

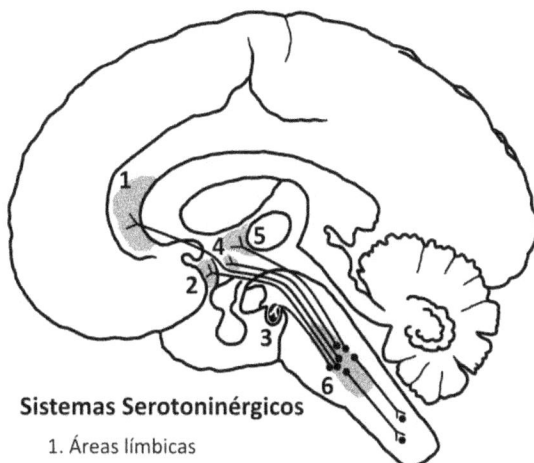

Sistemas Serotoninérgicos
1. Áreas límbicas
2. Hipotálamo anterior
3. Tubérculos mamilares
4. Zona incerta
5. Cuerpo estriado
6. Rafe medio

El conocimiento de esta cartografía cerebral de los sistemas monoaminérgicos es muy importante (aun habida cuenta de que se trata de una descripción actualmente demasiado simplista, el viejo concepto de "un sistema neuronal-un neurotransmisor" no se puede mantener), pero para la exacta delimitación de los sistemas neuronales monoaminérgicos surgían en ocasiones problemas.

En ciertos casos resultaba difícil clasificar el carácter DA o NA de un determinado sistema neuronal, ya que la imagen espectral ofrecida por los fluorófilos de aldehído (verde intenso) era idéntica para la DA y para la NA, lo cual lógicamente suscitó la necesidad de un perfeccionamiento de los métodos de fluorescencia.

Se procedió de la siguiente manera: Se combinaron métodos de aislamiento de las enzimas de síntesis y técnicas de inmunoensayo. Goldstein desde Nueva York y Fuxe desde el Instituto Karolinska de Estocolmo pusieron de relieve la importancia de la colaboración científica entre departamentos de distintos países. Se partió del hecho de que conociendo las diferentes enzimas de síntesis en cada uno de los sistemas neuronales estudiados y que poseían fluorescencia dihidroisoquinolínica (verde intensa) podrían diferenciarse en todos los casos los sistemas DA de los sistemas NA; de esta manera, si un sistema neuronal catecolaminérgico (con fluorescencia DIQ) poseía la tirosina hidroxilasa (TH) y la DOPA decarboxilasa (DOPA-DC) pero no la dopamina beta hidroxilasa (DBH) -que cataliza la transformación de DA en NA- se trataría de un sistema DA, si además de la TH y la DOPA-DC poseía la DBH se trataría entonces de un sistema NA.

Síntesis de las monoaminas

Para una mejor comprensión del problema en lo que se refiere al perfeccionamiento de la fluorescencia, y también de los resultados que de ello se derivaron, conviene recordar la síntesis de las monoaminas.

Las catecolaminas se sintetizan de la siguiente manera: Del

aminoácido fundamental fenilalanina por hidroxilación se produce tirosina, por hidroxilación de la tirosina mediante la TH presente en el SNC se produce la DOPA, la cual por decarboxilación mediante la DOPA-DC se transforma en DA. La DA por nueva hidroxilación al amparo de la DBH da lugar a la NA; así pues, la existencia de esta DBH en un sistema neuronal determina que el sistema en cuestión sea un sistema NA, por el contrario, si en un sistema neuronal con TH y DOPA-DC no existe DBH se tratará de un sistema DA.

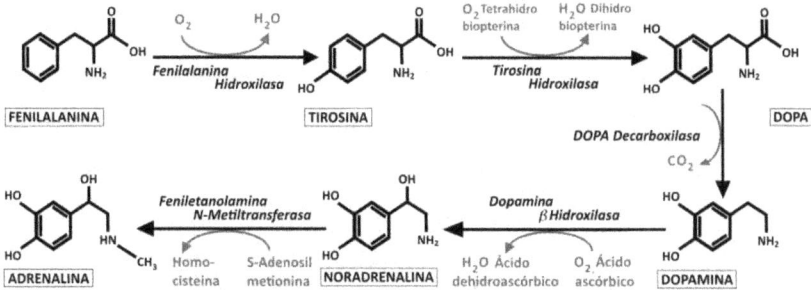

En cuanto a la 5-HT se sintetiza de la siguiente manera: El aminoácido fundamental triptófano se transforma por hidroxilación en 5-hidroxitriptofano (5-HTP), y éste por la acción de una decarboxilasa (5-HTPDC o L-Aminoácido aromático decarboxilasa) se transforma en serotonina (5-HT).

Aislamiento de las enzimas de síntesis

En el perfeccionamiento del método de la fluorescencia, para determinar el carácter DA o NA de un determinado sistema neuronal dotado de fluorescencia dihidroisoquinolínica (verde intenso), se procedió de la siguiente forma, encargándose Goldstein del aislamiento de enzimas y de la producción de anticuerpos: La TH se aisló por microelectroforesis en placas de gel de poliacrilamida a partir de suprarrenales bovinas y feocromocitomas humanos; la inyección al conejo de esta enzima produjo anticuerpos conejo-anti TH, que precipitan uniformemente con la TH en todos los casos.

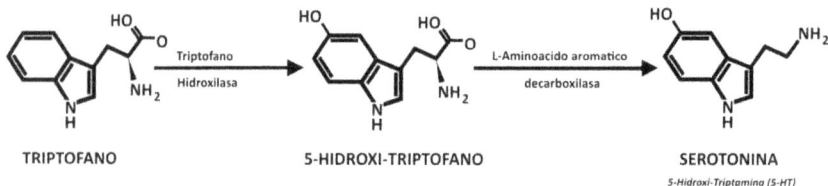

TRIPTOFANO   5-HIDROXI-TRIPTOFANO   SEROTONINA
5-Hidroxi-Triptamina (5-HT)

La DOPA-DC se aísla también por microelectroforesis en placas de poliacrilamida; la inyección al conejo de esta enzima de síntesis produce anticuerpos que se comportan de una manera singular pues precipitan no solo con la DOPA-DC si no en la misma medida con la 5-HT-DC; por otra parte se observa que la destrucción de vías DA por la 6-OHDA determina un descenso uniforme no solo de la DOPA-DC sino en la misma medida de la 5-HT-DC, con lo que se llega a la conclusión de que la decarboxilasa que posibilita el paso de DOPA a DA es la misma que la que cataliza el paso de 5-HTP a 5-HT (McLennan) denominándose entonces a dicha enzima como decarboxilasa de los aminoácidos aromáticos (AADC). Fuxe completó estos trabajos determinando por inmunoensayo los lugares donde estaban depositadas las enzimas de síntesis.

Las enzimas de síntesis – Los psicofármacos

El hecho de la existencia de una enzima de síntesis común a diferentes neurotransmisores –la decarboxilasa AADC– es del mayor interés para comprender diversas interacciones entre estos, con amplia repercusión en la actividad de los psicofármacos y las manifestaciones clínicas por ellos inducidas.

Veamos: Si un paciente esquizofrénico con alteraciones formales del pensamiento como característica fundamental es tratado con neurolépticos, estos bloquean la AC del receptor postsináptico D1, lo que interrumpe la neurotransmisón en estas vías. Inmediatamente se subsigue por fenómeno de feed-back un incremento de la síntesis de DA, lo que conlleva un gasto exagerado de AADC que ha de ser detraída de la síntesis de 5-HT. Es decir, la síntesis desorbitada de DA inducida por el neuroléptico va determinar que se produzca un déficit en la síntesis de 5-HT, en razón de la disminución de la AADC disponible en esta cadena, con lo cual nos encontraríamos con un paciente que desde el punto vista histoquímico cerebral está caracterizado -por lo que a la actividad de las monoaminas neurotransmisoras se refiere- por: a) un bloqueo de la neurotransmisón catecolaminérgica (el bloqueo determinado por el neuroléptico afecta al receptor postsináptico dopaminérgico y al noaradrenérgico simultáneamente, tal es el caso de la butirofenona, tioridazina, etc), y b) una disminución funcional en la neurotransmisón de los sistemas serotoninérgicos por la detracción de la AADC de la síntesis de la 5-HT (dado el gasto excesivo de AADC en la síntesis de DA forzada por la acción del neuroléptico).

Las interacciones y la clínica

La coexistencia de las dos circunstancias expuestas (bloqueo de la transmisión catecoloaminérgica y déficit o bloqueo en la transmisión serotoninérgica) era ya considerada por Schildkraut como el trasfondo de la depresión (con varios subtipos de depresión según el nivel de excreción de los catabolitos de las CA) con lo que por estos mecanismos y desde este punto de vista al primitivo cuadro esquizofrénico se añaden síntomas depresivos. Este tipo de interacciones explica que en el edificio nosológico de la esquizofrenia, cuando es construido por Bleuler, la enfermedad no tuviera síntomas afectivos (la melancolía confusa de Schroeder era considerada como una rareza clínica difícil de filiar), y sin embargo en la psiquiatría actual los cuadros esquizoafectivos constituyan un porcentaje importante de los enfermos psicóticos.

Naturalmente que la exposición anterior sobre la competencia por la AADC en los tratamientos con neurolépticos, si bien es cierta, constituye una explicación del componente depresivo que se sobreañade al cuadro esquizofrénico desde el punto de vista de la psiquiatría actual (que considera el déficit serotoninérgico como factor patogénico decisivo en las depresiones). Pero el problema, como veremos más adelante, al estudiar el verdadero trasfondo histoquímico de las depresiones -como de otras importantes enfermedades- es mucho más complejo. Las interacciones entre los diversos neurotransmisores conocidos se producen no solo a nivel de síntesis sino también a nivel de catabolismo, y hay que analizar además las diferentes clases de receptores que intervienen en la modulación del complejo neurotransmisor en cada caso, así como otros importantísimos factores como la intervención de los péptidos cerebrales activos en sí mismos y en cotransmisisón con cada uno de los neurotransmisores.

En el mismo camino de investigación citado, de aislamiento de las enzimas de síntesis existentes en cada sistema neuronal monoaminérgico (mejor sería decir con predominio monoaminérgico), Goldstein aisló la DBH existente en los sistemas NA por micorelectroforesis en placas de gel de poliacrilamida a partir de suprarrenales bovinas y feocromocitomas humanos. La inyección al conejo de la enzima aislada determina la formación de anticuerpo conejo-antiDBH; estos anticuerpos antiDBH se comportan de manera singular ya que los que proceden de la inyección al conejo de DBH de origen bovino precipitan exclusivamente con la DBH bovina pero no con la humana, y del mismo modo los obtenidos a partir de DBH humana precipitan solo con esta y no con la de origen bovino, todo lo cual lleva a la conclusión de que la NA es un neurotransmisor cuya síntesis depende de una DBH diferente para cada especie.

El interés de las interacciones a partir de la síntesis de los neurotransmisores se complementa con el interés por otros elementos coenzimáticos imprescindibles para la misma, la variación de los cuales -inducida tanto por la administración de un psicofármaco cuanto por un desequilibrio de la totalidad del complejo neurotransmisor dependiente de un proceso morboso- nos puede esclarecer algunos aconteceres de la clínica.

La actividad coenzimática – Interacciones entre diversos sistemas

Los diferentes pasos que hemos descrito en la síntesis de neurotransmisores monoaminérgicos -de hidroxilación y decarboxilación- precisan de la colaboración de una coenzima que es el fosfato de piridoxal (PP). Pero el PP (sintetizado en el cerebro a partir del clorhidrato de piridoxina -vitamina B6- y fosofolípidos neurohomólogos cerebrales) es también un coenzima imprescindible para la transformación de GA en GABA al amparo de la decarboxilasa del ácido glutámico (GAD). El PP interviene así mismo como coenzima en la reacción de Pictet-Spengler, que consiste en la actividad MAO sobre las aminas biógenas en presencia de aldehído, formándose tetrahidroquinolinas (TIQ) a partir de las CA y betacarbolinas (BC) a partir de la serotonina.

La existencia de este hecho -de un elemento enzimático imprescindible al menos en síntesis de DA, NA y 5-HT, síntesis de GABA y reacción de Pictet-Spengler como coenzima- tiene una gran importancia para la comprensión de algunos problemas de la clínica que se refieren no solo a la captación (y consiguiente acción farmacológica) de la causa que impulsan la psicopatología de numerosos cuadros clínicos sino también a las variables histoquímicas cerebrales que resultan de la administración de los psicofármacos. A este respecto, y sin entrar de momento en mayores honduras, se puede comprender que en un paciente esquizofrénico en la fase aguda de la enfermedad en tratamiento con medicación neuroléptica, la síntesis acelerada de DA consecutiva al bloqueo de la AC suponga a su vez un consumo acelerado y excesivo de PP, por lo que la síntesis de GABA se resiente por esta causa, lo que puede determinar un EEG hipervoltado, hipersincrónico, sin que se produzcan crisis epilépticas en razón de que el bloqueo de la AC impide más impulsiones neuronales.

Del mismo modo la reacción de Pictet-Spengler propiciada en el alcoholismo por la transformación del etanol en acetaldehído va a determinar, por un lado, un déficit de síntesis GABA por carencia de PP, y por otro y simultáneamente la aparición de BC que son sustancias proconflictivas, con actividad hipertónica, alertizante y proconvulsiva, lo cual explicaría la capacidad que tiene el alcohol para desencadenar convulsiones en personas predispuestas.

Naturalmente todas estas interacciones, tan esclarecedoras para algunos problemas clínicos, han sido expuestas para su mejor comprensión de forma lineal aunque excesivamente simplista. El examen de lo que acontece en diferentes patologías por el influjo de distintos fármacos es más complejo, como veremos en otras partes de este estudio de manera más completa, ya que intervienen numerosos factores además de la interacciones de síntesis: interacciones de catabolismo, diferentes clases de receptores, actividad de péptidos cerebrales y fenómenos de cotransmisión.

El catabolismo – Las interacciones

Hay que señalar que, además de las interacciones de síntesis existentes entre los diversos neurotransmisores, se dan entre los mismos interacciones de catabolismo muy complejas. Así, y por seguir una línea de razonamiento conocida, la administración a un paciente psicótico de un neuroléptico determina -como hemos visto- un incremento de la síntesis de DA (Andén, Matthysse) pero naturalmente este aumento de síntesis tiene que ir inexorablemente seguido de una aumento del catabolismo.

El catabolismo de la DA puede hacerse en el interior de la neurona presináptica por actividad MAO con formación de 3-4 dihidrohi-fenil-acético aldehído, o en el exterior de la neurona -en el intersticio- por actividad COMT con formación de 3-metoxi 4-hidroxi fenilacético (HVA); pero la actividad COMT precisa de la existencia de un donador de metilos que hoy día se admite es la sulfo-adenosil-metionina (SAM) en todos los casos.

Gran parte de la DA se cataboliza por el sistema COMT tras la administración de un neuroléptico. Bunney y Aghajanian demuestran que el depósito mediante microelectroforesis de un neuroléptico en las neuronas DA incrementa la frecuencia de disparo de las mismas (otra cosa es que no se subsiga la emisión de impulsos, pues la AC del receptor postsináptico está bloqueada). Si en gran parte es catabolizada por la COMT, dado el excedente de DA, ha de llegar un momento en que se agote el donador de metilos (SAM) que tiene que ser repuesto por nueva síntesis del mismo, lo cual se hace por medio de la SAME-sintetasa a partir del ATP y la metionina; de este modo se llega a una dificultad de conversión del ATP en AMPc, es decir, un déficit o carencia del segundo mensajero implicado en la neurotransmisisón, lo cual puede repercutir en todos los sistemas monoaminérgicos (no solo en los DA si no en los NA y 5-HT, con mayor dificultad en la neurotransmisión de todos estos sistemas). Es este el punto donde el conocimiento de las diferentes clases de receptores es fundamental, pues este problema de descenso de las posibilidades de neurotransmisión es suplido automáticamente por la aparición de nuevos receptores. La evidencia de receptores de nueva formación se pone de manifiesto porque la destrucción de vías DA o NA, por la 6-OHDA, va seguida por la aparición de los mismos en la neurona postsináptica. Los receptores D2 y NA α2 son receptores de esta categoría, como lo demuestra su incremento tras la destrucción de vías de vías DA o NA por la 6-OHDA.

De todos modos, y por no perder el hilo de la exposición, el aumento de síntesis de DA por la acción de los neurolépticos es muy rápido. Anden demuestra la rápida desaparición de la fluorescencia en los tejidos nerviosos tras la aplicación de un neuroléptico y un inhibidor de la síntesis de la DA simultáneamente, como es el H 44/68, lo que indica la rápida aceleración de su metabolismo (los mismos resultados se obtienen respecto a la NA). En una hipótesis razonable cabe pensar por tanto que parte de las CA se catabolizan por actividad MAO, de lo cual resultaría la producción de 3-4 dihidroxifenilacetico aldehído (DOPAC) a partir de la DA y 3-4 dihidroximandelico aldehído (DOMA) a partir de la NA; la existencia de niveles altos de aldehídos propiciaría cierta formación de TIQ y BC, que actuarían, las primeras, como ligandos del receptor membranoso morfínico desplazando a la met-ENK al menos parcialmente, y las BC provocando un efecto proconflictivo, de cuya hipótesis se subsiguen una serie de manifestaciones clínicas posibles, muy variables, dependiendo de la intensidad del trastorno psicótico inicial y también de las dosis de psicofármaco.

Hay que señalar, fuera ya de la hipótesis, y en el camino de los hechos científicos probados, que el otro efecto inexorable del incremento de la DA -por acción de los neurolépticos y el subsiguiente aumento de su catabolismo COMT- es el gasto exagerado de donador de metilos SAM, y la carencia o descenso de la metionina disponible. El descenso de la metionina disponible supondrá un obstáculo para la síntesis de met-ENK, pues esta es el pentapéptido 235-239 de la β-lipotropina (Tyr-Gli-Gli-Phe-Met); en el caso que estamos analizando este descenso del péptido opioide es un hecho evidente. Palmour describe la existencia de una BE peculiar en los enfermos esquizofrénicos, con sustitución de la met-ENK terminal por leu-ENK. Es decir, se trata de una BE igual que la de los sujetos normales pero con un pentapéptido terminal alterado por el déficit de metionina.

Las interacciones y las psicosis

El resultado de todas las interacciones posibles, descritas en capítulos anteriores, va a proporcionarnos nuevas y más amplias perspectivas acerca de las alteraciones cerebrales histoquímicas que subyacen en el fondo de las enfermedades mentales, en todas y en cada una de las cuales han de ser tenidas en cuenta estas interacciones; las teorías actualmente vigentes o más generalmente aceptadas -sobre todo en lo referente a la esquizofrenia y la enfermedad depresiva- basadas principalmente en las alteraciones de un determinado sistema neurotransmisor (la DA en la esquizofrenia y la 5-HT en la depresión) resultan simplistas, entecas y sobre todo alejadas de la realidad clínica. Naturalmente, la aceptación de estos aconteceres en el substrato de las diferentes enfermedades va a suponer en algunos casos la necesidad de un replanteamiento clínico y psicofarmacológico en el abordaje las mismas.

En el análisis de cada uno de los cuadros clínicos tendremos en cuenta todas las interacciones estudiadas entre los diferentes neurotransmisores, tanto de síntesis como de catabolismo, las interacciones dinámicas entre diferentes sistemas neurotransmisores, las reacciones suscitadas en cada enfermedad por los psicofármacos y las repercusiones clínicas de los mismos.

La diáspora clínica que se ha producido en el derrumbamiento del orden nosológico, antaño bien construido, propiciada por la introducción de los psicofármacos, va adquiriendo proporciones oceánicas: La dicotomía de la esquizofrenia en diferentes grupos y subgrupos, la división y subdivisión de las enfermedades afectivas que constituían la clásica psicosis maniaco-depresiva, la aparición de nuevas manifestaciones clínicas susceptibles de ser ordenadas estadísticamente en múltiples trastornos, evidencian el desconcierto que el desconocimiento del verdadero substrato de las enfermedades mentales ha producido.

LAS PSICOSIS. APROXIMACIÓN ACTUAL

Analizaremos en este apartado las grandes psicosis originarias, dejando a un lado en principio todos los desarrollos psicopatológicos, ya que se trata de manifestaciones clínicas que arrancan de diferentes troncos y hunden sus raíces en la totalidad del ser de diferente manera. El tronco originario de las enfermedades mentales "sensu estricto" brota de la profundidad del ser, sin vinculación importante con las peripecias del acontecer existencial; su abordaje ha de ser fundamentalmente desde el punto de vista biológico, y solo de forma secundaria puede vincularse con su entorno existencial y ser abordado con actividad psicoterápica. El tronco de los desarrollos psicopatológicos extiende sus raíces al entorno existencial y su origen enlaza con las peripecias de su vivir en tanto individuo social, y aunque puede beneficiarse de la psicofarmacología, solo la intervención psicoterapéutica puede dar consistencia y armonía a su autovivir, tan dependiente del medio. Además de esta justificación de origen, que nos inclina al análisis fundamental de las psicosis, hay una justificación insoslayable: estas, las psicosis, son las que constituyen la problemática más enjundiosa de la psiquiatría, por su insuficiente conocimiento, por su desolación, por su desamparo.

La esquizofrenia

La definición del trastorno esquizofrénico fue efectuada por Bleuler con tal precisión, desde el punto de vista psicopatológico, que apenas ha sufrido transformaciones hasta nuestros días, a pesar de ciertas tendencias dicotomizadoras y a pesar de la aparición desde la introducción de los psicofármacos de los cuadros esquizoafectívos, a los que aludíamos en los capítulos dedicados a la evolución del pensamiento psiquiátrico.

Las diferentes teorías que desde la psiquiatría biológica se han elaborado acerca de esta enfermedad ya han sido enumeradas, y no se van a repetir ahora, pero sí hemos de analizar los datos de que actualmente disponemos.

Los datos que podemos valorar en el momento actual desde el punto de vista de la psiquiatría biológica, y más concretamente de las supuestas alteraciones histoquímicas que constituyen el fondo patogénico de la esquizofrenia, son de un gran interés.

En la esquizofrenia existe evidentemente una participación de los sistemas dopaminérgicos, si bien esta participación, valorada hasta ahora como fundamental, es más bien contingente. Hasta el momento actual el paralelismo clínico entre actividad terapéutica de los psicofármacos y la aparición de parkinsonismo llevaba a pensar que los sistemas DA afectados -tanto por la propia enfermedad cuanto por la actividad terapéutica del psicofármaco neuroléptico- eran los sistemas DA nigro-estriados, que van desde la pars compacta de la sustancia nigra hasta putamen y caudado (que son los afectados en la enfermedad de Parkinson). Naturalmente, tanto el disturbio originario como los efectos del medicamento estarían centrados especialmente en vías nigro-estriadas. En estas vías la neurotransmisión se efectúa fundamentalmente según el esquema de Greengard: La neurona presináptica evacua al intersticio DA a la par que ATP, la DA activa la AC del receptor postsináptico, esta AC activada trasforma el ATP en AMPc, el cual a su vez activa la proteinkinasa de la membrana receptora, haciendo cambiar las estructuras espaciales de las moléculas proteicas, lo que permite la apertura de poros o canales para la salida de iones que condiciona la despolarización. Entraría en juego principalmente el receptor D1 descrito por Kebabian, sensible a la AC, capaz de aceptar GTP (proteína fijante del neurotransmisor) y cuya estimulación incrementa los niveles de AMPc o segundo mensajero.

El fundamento teórico de esta hipótesis es la hiperactividad dopaminérgica nigroestriada, vía que hemos definido en el concepto "complejo neurotransmisor" y, al describir la cartografía cerebral de los sistemas neurotransmisores monoaminérgicos, como esqueleto o columna vertebral de los actos psíquicos, en tanto se sustentan sobre líneas maestras aprendidas y automatizadas. La acción terapéutica del psicofármaco consistiría, según la hipótesis DA de la esquizofrenia, en disminuir dicha hiperactividad bloqueando la neurotransmisión, y el efecto secundario sería a su vez la aparición de un cuadro yatrogénico dependiente de la hipofunción causada en esas vías. Pero, naturalmente, esta hipótesis es un tanto simplista; no se puede sostener, como señalábamos al estudiar el "complejo neurotransmisor", ni siquiera con la inclusión de los fenómenos "feed back" y las interacciones tanto de síntesis como catabólicas.

En las vías dopaminérgicas existen otro tipo de receptores. Duchemin señala que otro tipo de receptor -el D2- incrementa extraordinariamente su número por destrucción de vías DA mediante la 6-OHDA: se trata en este caso de la aparición (cuando la neurotransmisión se interrumpe forzadamente) de receptores de nueva formación. Es una familia de receptores que incluye varios subtipos, determinados por el método de afinidad a ligandos, pero que en todo caso su actividad, al no depender de la AC (pues se encuentra bloqueada) tiene que efectuarse por cotransmisisón; es decir, necesita de una gran cantidad de "telón de fondo" posiblemente peptídico para la impulsión neuronal. Estos receptores sí están implicados en la evolución de la esquizofrenia. La actividad del grupo de receptores D3, con gran afinidad para la DA, que tampoco dependen de la AC sería poco relevante en la esquizofrenia: se ha demostrado que la destrucción de vías DA con 6-OHDA disminuye o destruye el número de receptores de la familia D3, por lo que hay que considerarlos como presinápticos, y su misión sería captar los niveles elevados de DA en el intersticio para reducir la síntesis de DA por fenómeno de "feed-back". Su capacidad teórica de formar parte de la patogenia de la esquizofrenia es muy reducida, salvo que volviéramos a caer en el simplismo y pensáramos que "ab initio" la hiperfunción DA estuviera condicionada por un defecto congénito de formación de receptores D3, lo cual, además de simple, no aclara ninguna de las complejas interacciones con otros neurotransmisores.

Aludíamos más arriba, al indicar la existencia de diferentes subtipos de receptores dopaminérgicos, al método de los ligandos: naturalmente, la diferente afinidad a distintos ligandos, aunque aísle subtipos, no dice gran cosa de la peculiar intervención de éstos en la distorsión histoquímica subyacente en la enfermedad. Pero en una ocasión la afinidad de un subtipo de receptor nos proporciona datos de interés en el trastorno esquizofrénico. Así, los receptores de la familia D2 tienen en general más afinidad hacia los antagonistas que hacia los agonistas; pero es que además poseen más afinidad por la butirofenona que por la clorpromazina, lo que explicaría que en tratamientos sostenidos con neurolépticos la butirofenona sea más eficaz en la esquizofrenia que la clorpromazina. Sin embargo, hecha esta excepción, la verdad es que las afinidades de los subtipos por diferentes ligandos no proporciona en sí y en el momento actual casi ningún dato sólido.

Existe no obstante un caso en que, excepcionalmente, el aislamiento por afinidad a ligandos (acompañado además de otros datos estructurales) sí es de gran interés: dentro de la gran familia de los receptores definida por afinidad a ligandos antagonistas (más o menos correlativo a lo que desde otros puntos de vista clasificadores se incluye en receptores con inhibición de la AC), cual es la familia representada por el D2, Schwartz distingue un grupo de receptores con más afinidad por las benzamidas (sulpiride) que por la butirofenona y que denomina D4, que poseen unas características del máximo interés cuales son: A) Escasísima afinidad por la DA, B) Estar situados especialmente en las fibras corticofugas del lóbulo frontal al cuerpo estriado y C) Estar estas áreas terminales de las mismas en zonas encefalinérgicas, con receptores membranosos para la met-ENK de localización presináptica. Todas estas características les conceden el máximo interés, como se verá cuando se aborden las importantes vías corticofugas del lóbulo frontal.

El lóbulo frontal.-

El lóbulo frontal es, en cierto modo, el soporte del acto psíquico acabado o completo. En él se gobierna la praxis superior, entendida no solo como la actividad motora más compleja sino como la actitud, que naturalmente puede ser pasiva desde el punto de vista motor, pero que posee todos los datos que la gnosis -por complejísimas vías- le proporciona para ordenar la elaboración mental final.

El cerebro frontal tiene enorme interés en la integración de todo el proceso dialéctico que configura la vida psíquica. En él confluye toda la información recogida por el cerebro de la gnosis. Sin pretender ser exhaustivo en un tema tan complejo como es el soporte dinámico de la vida psíquica, diremos que en el cerebro frontal se procesa toda la información que proviene:

Del lóbulo parietal, con la capacidad háptica psíquica de orden superior que posibilita la comprensión de las relaciones existentes entre las sensaciones de tacto y movimiento, así como la estereognosis y las nociones del esquema corporal. Es necesario advertir que en todos estos mecanismos intervienen, naturalmente, otras vías nerviosas de asociación: así, el reconocimiento de los objetos al tacto y la noción del esquema del propio cuerpo precisan de la integración dinámica de sensaciones de posición, fuerza, giro y movimiento, en las cuales intervienen además mecanismos propioceptivos, cerebelosos y vestibulares; pero la integración háptica de todas esas sensaciones en una gnosis parietal de los datos extraceptivos es el hecho final que se produce por complejas vías y circuitos de reverberación.

Del lóbulo temporal, con la capacidad de estructuración de los sonidos, para la comprensión de las palabras, la significación de los nombres y la arquitectura de las palabra para la comprensión de las frases, siendo obvio decir que de la misma manera han de intervenir de forma armónica sensaciones procedentes de otras vías y áreas cerebrales; de modo que no es posible comprender la estructuración del lenguaje ni de ninguna otra función atribuida al lóbulo temporal sin el impulso del interés hacia el medio, en cuyo impulso primario intervienen los tubérculos mamilares, el hipotálamo anterior y otras áreas dinamogenizantes subcorticales, las cuales a su vez han de ser alertadas o "encendidas" por la praxis superior ya estructurada en el propio lóbulo frontal, en área 9 de Brodman; finalmente, ha de intervenir la función ordenadora del pensamiento, desde el área frontal 46.

Del lóbulo occipital, con la capacidad de reconocimiento visual de los objetos, y la integración comprensiva de las relaciones conceptuales entre los datos visuales, las personas y las situaciones. Existe un trastorno receptivo del pensamiento, con contaminaciones y descarrilamientos por disfunción del área 19 de Brodman, así como alteraciones en la orientación alopsíquica por disfunciones que afectan al campo occipital 18. Naturalmente que todas estas disfunciones están determinadas no solo por las alteraciones sensoriales primarias, sino por la intervención de la praxis superior frontal, a la que ha llegado desfigurada la información.

Asimismo al lóbulo frontal llega información de las áreas cerebrales autónomas y del cerebro límbico, en íntima conexión con el complejo hipotalámico: tubérculos mamilares, núcleos hipotalámicos, núcleos subtalámicos, zona incerta y campos de Forel, así como amígdala e hipocampo. A todas estas formaciones llegan además las sensaciones enteroceptivas, que hacen escala en los núcleos grises que se extienden desde el suelo del cuarto ventrículo hasta el diencéfalo, y que contribuyen a formar la vivencia del yo. Pero, naturalmente, también en este caso bajo la tutela de la praxis superior frontal, en tanto ésta es activadora de la impulsión de todas las áreas subcorticales.

Toda la enorme cantidad de información que procede de los diferentes lóbulos y áreas cerebrales, que podríamos incluir en el concepto de cerebro de la gnosis, es pues integrada y procesada en el lóbulo frontal, al cual llega también la información cerebelosa y vestibular, con terminales en 6aB, 8 y 9 de Brodman, información muy importante ordenada por el circuito córticopontino, pontino-cerebeloso y nuevamente cerebelo-cortical.

Lógicamente, las eferentes del lóbulo frontal son muy numerosas y complejas: del área 4s parten eferentes hacia el núcleo rojo; del área 8 hacia el núcleo vestibular e intersticial; de las áreas prerrolándicas parten las fibras del sistema piramidal; de la 6α y de la 4s existen conexiones muy importantes al estriado, putamen y caudado; y del área 9 a sustancia nigra.

El hecho que nos interesa destacar es que de todas estas fibras corticofugas las que conexionan con cuerpo estriado están en gran parte dotadas de receptores D4, descritos por Schwartz y aludidos en el capítulo anterior.

Las alteraciones patológicas del lóbulo frontal implican, en primer lugar, una pérdida de impulsión con sensación morbosa de esfuerzo. El impulso cortical se localiza en el área 9 de Brodman, en F1 para los movimientos elementales, la marcha y la bipedestación; en F2 para la mímica del pensamiento y el pensamiento mismo, con la intervención del área 46; en F3 el impulso para el lenguaje.

Pero es que además en el lóbulo frontal se organizan los esquemas previos y activos de todas las funciones psíquicas; por ejemplo, en lo que concierne al lenguaje, se encarga de la ordenación y matización previa de las palabras hacia una intencionalidad final común (lo contrario es el agramatismo de los catatónicos). En lo que hace a la praxis, interviene mediante un proceso previo, ordenador y activo, que coloca los movimientos elementales en su lugar hacia una intencionalidad final común (lo contrario es la apraxia frontal). Asimismo, el curso del pensamiento precisa de una ordenación frontal previa que coloque las vivencias y series de vivencias hacia una intencionalidad final común; cuando ésta función frontal del área 46 de Brodman falla se produce la alogia, y cuando se distorsiona, el pensamiento escindido.

Las vías corticofugas del lóbulo frontal al cuerpo estriado.-

La importancia de las vías corticofugas del lóbulo frontal al cuerpo estriado, para la actividad psíquica, es sustancial, y la existencia de receptores D4 en esas vías es un dato de importancia capital. Recordemos que estos receptores se caracterizan por una muy escasa afinidad por la DA, y que estas vías enlazan con áreas encefalinérgicas con gran afinidad en sus receptores membranosos presinápticos para la met-ENK (Schwartz, Duchemin), lo cual nos lleva a pensar que la cotransmisión en esas importantísimas vías se hace con gran cantidad de "telón de fondo" peptídico (la aplicación de péptidos cerebrales activos -como TRH- a las motoneuronas produce una despolarización, insuficiente para provocar una impulsión neuronal pero que facilita enormemente la provocada por un neurotransmisor activo, lo que califica su actividad como "telón de fondo"). En apoyo de estos puntos de vista podemos citar que la implantación por iontoforésis de met-ENK u otro opioide en estriado (donde terminan las mencionadas eferentes corticofugas del lóbulo frontal), produce un incremento notable de catabolitos de la DA (Snyder), pero no solamente de HVA sino también de 3-4-dihidroxifenilacético, que es producto de la actividad MAO sobre la DA antes de haber sido evacuada. Estos resultados ponen de manifiesto que, cuando la cantidad de péptido en la cotransmisión se eleva, el mínimo necesario de DA para la provocar la impulsión disminuye grandemente, hasta el punto de que parte de la DA es catabolizada en el interior de la neurona presináptica antes de ser evacuada. Como prueba de este hecho está el que, a la par que aumentan los catabolitos de la DA por implantación de péptido opioide en estriado, simultánemente disminuye el efecto PIF que, como se sabe, es un efecto dopaminérgico. La importancia de estos datos es que hay que considerar que, en la vida psíquica y también en la psicopatológica, los péptidos activos cerebrales intervienen muy activamente.

A la luz de lo expuesto, y mediante la actividad de la met-ENK en la cotransmisión en estas vías córticofugas frontales con receptores D4, se pueden esclarecer los modos de participación de la DA y de los productos hipermetilados en las alteraciones histoquímicas de la esquizofrenia, no como sustentadores cada uno de ellos de una teoría unívoca como hasta ahora se ha propugnado, sino como disturbios contingentes inevitables de la disfunción principal. Veamos: Gunne, Heinrich, Watson y una serie de autores alertaron, mediante sus experiencias clínicas con naloxone en pacientes esquizofrénicos con mejoría de los mismos, que los hallazgos de Terenius y Lindström sobre el posible exceso de péptidos opioides son un factor capital en la enfermedad.

Analicemos pues como se pueden articular, al amparo de los datos científicos estudiados, la intervención en la esquizofrenia de todos y cada uno de los factores implicados en la misma. La administración de neurolépticos determina un bloqueo de la AC en los receptores D1 del cuerpo estriado (recuérdese el efecto colateral parkinsonoide). La reacción subsiguiente, el bloqueo de la neurotransmisión, es un incremento de la síntesis de DA por "feed back" (Fuxe, Anden, Matthysse) pero, naturalmente, este aumento exagerado de síntesis tiene que seguirse de un aumento de su catabolismo, y este, en su mayor parte, se efectúa por actividad COMT, con donación de metilos por la SAM. Este incremento de la actividad metilante podría, eventualmente, provocar la aparición de algún catabolito anormalmente metilado, como pretendían Osmond y Smythies en su teoría de la transmetilación, con lo cual la aparición y posible participación de los mismos (bufotenina, DMT, orto-metoxi-DMT y DMPEA) puede ser comprendida a pesar de la carencia de valor heurístico de la mencionada teoría.

El péptido opioide met-ENK.-

En el proceso descrito de los efectos de los neurolépticos, algo muy importante sucede. La utilización en el catabolismo incrementado de la DA de SAM supone que aceleradamente se precise más y más cantidad de donador de metilos, es decir, la SAM se agota y tiene que reponerse: esto se produce por la actividad de la SAME-sintetasa (SS) a partir de ATP y metionina. El descenso de ATP implica una dificultad de formación de AMPc, por lo que este descenso del segundo mensajero repercute en la neurotransmisión de todos los sistemas monoaminérgicos (DA, NA, 5-HT); pero, por otro lado, la utilización masiva y continuada de metionia para la renovación del nivel de SAM implica una seria dificultad, pues esta carencia de metionina supone a su vez un déficit en la síntesis de met-ENK (Tyr-Gly-Gly-Phen-Met); en sustitución de esta se va a sintetizar Leu-ENK que, formando parte de una BE especial, se va a encontrar en el dializado de los pacientes esquizofrénicos y que fue descubierta por Palmour.

Vistas así las cosas podemos considerar que todas y cada una de las afirmaciones efectuadas en las diferentes teorías sobre el trasfondo bioquímico de la esquizofrenia son ciertas en sí mismas, si bien que inadecuadamente valoradas: Cierta es la acción de bloqueo de los neurolépticos en vías DA nigroestriadas; asimismo es un hecho científicamente comprobado que este bloqueo determina "feed back" positivo, con gran aumento de la síntesis de la DA (Fuxe, Anden, Dahlström, Bunney, Matthysse); cierto es igualmente el incremento de actividad COMT con aumento de la metilación, lo que podría suponer el aumento de catabolitos hipermetilados en el curso de la esquizofrenia (Osmond, Smythies, Wyatt, Friedhoff, Mandell). Del mismo modo es cierto el hallazgo de aumento de péptidos opioides (BE) en LCR en la enfermedad y su normalización con un tratamiento neuroléptico adecuado (Terenius), y la respuesta terapéutica favorable de algunos ensayos clínicos con naloxone (antagonista opioide) en pacientes esquizofrénicos (Gunne, Heinrich, Watson). Por tanto, el problema que se plantea es articular todas y cada una de estas certezas en una hipótesis coherente y con valor heurístico suficiente.

El trastorno histoquímico originario.-

A este propósito podríamos suponer que, como el trastorno esencial de la enfermedad es la escisión del pensamiento, es decir, la desarticulación del proceso psíquico, el trastorno se produciría justamente en las vías y estructuras neuronales que posibilitan la actividad psíquica ordenada y completa, es decir, las vías DA eferentes del lóbulo frontal al cuerpo estriado; en ellas, como sabemos dotadas de receptores D4, actúan en cotransmisión la DA y la met-ENK (Schwartz, Snyder). En su trayecto corticofugo conexionan con vías nigroestriadas y vías DA meso-limbo-subcorticales entre otras, y también con vías hipotalámicas, mesoaccumbens y meso-corticales. Naturalmente esta actividad de vías DA está interrelacionada con vías NA amigdalinas y con vías 5-HT a todos los niveles.

Las interacciones entre los diferentes sistemas neurotransmisores, que ya han sido descritas en páginas anteriores, condicionan que el sistema neurotransmisor que interviene en la regulación de una función cerebral o una conducta sea en realidad un "sistema complejo neurotransmisor".

La respuesta a una distorsión originaria de los sistemas corticofugos del lóbulo frontal al cuerpo estriado por un exceso de opioide va a determinar en esas vías un aumento de catabolismo MAO y COMT, ya que la DA, necesaria para actuar en cotransmisión con el péptido incrementado, es mucho menor que la que usualmente interviene en el proceso (ya se ha comentado que la implantacion iontoforética de opioides en estriado incrementa los catabolitos HVA y 3-4-dihidroxifenilacético).

Este aumento de catabolismo de DA produciría en las vías nigro-estriadas, en estrecha conexión con córtico-estriadas, un "feed back", con aumento de síntesis de DA, y asimismo el catabolismo COMT eventualmente exacerbado podría producir algún catabolito hipermetilado. Naturalmente, en este supuesto, los síntomas que implicarían al cuerpo estriado -nos estamos refiriendo a un enfermo sin tratar- serían las iteraciones, las estereotipias, la flexibilidad cérea, el automatismo y en general los síntomas catatónicos que aparecerían en un estadio posterior de la enfermedad. Del mismo modo, los posibles psicotógenos hipermetilados (que por otra parte, se han descubierto desde el empirismo de la clínica, como la "mancha rosada" de las ropas de algunos esquizofrénicos, ocasionada por la DMPEA) determinarían el posible efecto catatonizante que se ha demostrado en la experimentación animal.

Por otra parte, en el tratamiento con neurolépticos de los pacientes, la actividad originaria de los psicofármacos consiste en: 1) Bloqueo de la AC del receptor nigroestriado; 2) Incremento de la síntesis de la DA, con posible efecto sobreañadido de detracción de AADC y disminución de síntesis de 5-HT; 3) Aumento de catabolismo COMT; 4) Agotamiento del donador de metilos SAM; y 5) Necesidad de reposición de SAM, la cual se efectúa por la acción de la SAME-sintetasa (SS) a partir del ATP y la Metionina.

A la larga todo este proceso determina, por un lado, un posible déficit del segundo mensajero -AMPc- por carencia de su precursor, el ATP, y una dificultad o déficit de neurotransmisión en todos los sistemas monoaminérgicos; por otro lado, la consecuencia final del agotamiento de SAM es la utilización masiva (para su reposición) de la metionina, aminoácido esencial de la molécula de met-ENK. La gran afinidad de este péptido, la met-ENK, hacia los receptores μ, δ, y κ, y su subsiguiente regulación alostérica desde varios puntos de recepción dentro de cada complejo receptor membranoso, hace suponer que el descenso del "turnover" del mismo "primun movens" consistiría justamente el exceso de actividad opioide. Hay que tener en cuenta que el estriado es particularmente rico en esta sustancia: met-ENK. En el estriado se han puesto en evidencia receptores opioides sobre las terminaciones nerviosas dopaminérgicas; por otra parte, la destrucción de vías DA por la 6-OHDA ocasiona una reducción del número de receptores opiáceos, lo que sugiere su localización presináptica sobre las neuronas DA (Duchemin); hay que considerar por tanto el importantísimo papel que la ENK desempeña en unos sistemas tan implicados en la vida psíquica como son los sistemas corticofugos dopaminérgicos desde el lóbulo frontal al cuerpo estriado. Los efectos de los neurolépticos sobre la actividad DA, y también la posible aparición de catabolitos hipermetilados, serían epifenómenos que se producirían en la compleja respuesta al psicofármaco que hemos descrito.

Atención especial merece el hecho de que en la aparición de síntomas esquizoafectivos injertados en el cuadro psicótico interviene tanto el déficit de 5-HT (ocasionado tras la administración de neurolépticos por la competencia en la síntesis acelerada de la DA por la AADC, con el consiguiente déficit de síntesis de 5-HT), como también el descenso de la actividad opioide endógena, propiciada por el incremento de catabolismo COMT, que los neurolépticos finalmente determinan.

Naturalmente, en esta distorsión cualitativa del esquema impulso-inhibición, que configura la esquizofrenia (Cano Hevia) intervienen también las interacciones que estas peculiaridades bioquímicas de la enfermedad producen con los sistemas inhibitorios GABA, cuya expresión clínica se manifiesta en los síntomas secundarios de la misma, con iteraciones, estereotipias, automatismos, flexibilidad cérea y catalepsia. Pero, a diferencia de otro grupo muy importante de alteraciones morbosas cual son las de la comicialidad, en las que la disfunción inhibitoria GABA es fundamental, en la esquizofrenia esta disfunción es contingente y secundaria, tanto en lo que hace a las fases activas de la enfermedad, cuanto en sus repercusiones terapéuticas.

Las psicosis afectivas. Depresión. Manía

Todo lo anteriormente expuesto en el capítulo dedicado a la esquizofrenia auspicia, a su vez, un cambio sustancial en la comprensión de las psicosis afectivas.

De la misma forma que sucedió en la esquizofrenia, la introducción de los psicofármacos y sus respuestas clínicas fue germinando una hipótesis unívoca sobre el trastorno bioquímico subyacente en los enfermos depresivos. Cierto que de una forma acaso más imprecisa y titubeante, pero extendida desde el punto de vista psicofarmacológico de una forma tan exclusiva como incierta en resultados.

La introducción de los antidepresivos tricíclicos ya había hecho ver a algunos investigadores que los antidepresivos con estructura de amina terciaria (clorimipramina, nortriptilina y la misma imipramina) determinaban un bloqueo de recaptación de la Serotonina (Fuxe), bloqueo dependiente de la bomba de sodio, resistente a la reserpina, y capaz de aumentar la concentración de la serotonina en el intersticio sináptico hasta 5000 veces. Estos tricíclicos eran los que, desde el punto de vista de la clínica, tenían un efecto antidepresivo más universal.

Cierto que la aparición ocasional de depresiones en pacientes hipertensos tratados con reserpina, la cual evacua los neurotransmisores monoaminérgicos de su lugar de almacenamiento -las vesículas- y la rápida degradación de los mismos por la MAO, hizo sostener a algunos autores como Schildkraut la hipótesis de que el trasfondo histoquímico de las depresiones endógenas estaba constituido por un descenso funcional de todos los neurotransmisores monoaminérgicos. Pero acaso por la tendencia imperante, un tanto simplista, de encontrar el origen del disturbio en la disfunción de un solo neurotransmisor (como sucedió con la esquizofrenia y la teoría DA) la hipótesis de un origen serotoninérgico disminuido se fue extendiendo con contumacia de una forma casi universal. Cabría pensar en qué medida la industria farmacológica, subconscientemente, influiría en este simplismo conceptual. Obviamente, si el origen de una enfermedad tan común y tremenda como la depresión endógena es simple, la búsqueda de fármacos que puedan actuar sobre este origen también se simplifica grandemente.

En todo caso, la hipótesis del déficit serotoninérgico de la depresión va extendiéndose de una forma casi sacralizada. En consecuencia lógica, aparecen en la historia de la depresión, desde el punto de vista psicofarmacológico, los inhibidores de la recaptación de la serotonina. El planteamiento era elemental: si la enfermedad estaba producida por un déficit de neurotransmisión 5-HT, administremos inhibidores de la recaptación del neurotransmisor, y la elevada concentración de 5-HT en el intersticio sináptico sobrecubrirá ese déficit y curará la depresión.

Independientemente de que en el momento actual, como

hemos explicado en el análisis del "complejo neurotransmisor", una teoría unívoca carece de sentido y no puede tener valor heurístico, la práctica clínica se va a encargar de desmontar teoría tan enteca.

En el momento actual la proliferación de psicofármacos IRS, ISRS, e ISRNS es tan extensa como inciertos son los resultados. Desde luego no es la supuesta panacea, todos los clínicos sabemos que en el terreno de la depresión "sensu estricto" hay que recurrir a los tricíclicos, a pesar de la incertidumbre y el periodo de latencia de los mismos. Por otra parte, si bien los tricíclicos hay que manejarlos con cuidado (no digamos los IMAO) por los síntomas secundarios que pueden ocasionar, la tozudez de los hechos hace que, empeñados en un camino terapéutico, la necesaria prolongación de los tratamientos con IRS en las "depresiones resistentes" determina que aparezca con frecuencia un síndrome serotoninérgico, de gran fuste y de implantación relativamente frecuente, sin que por el momento el abordaje terapéutico de las auténticas depresiones endógenas tenga por estos caminos la deseada garantía y fiabilidad.

Es pues necesario un replanteamiento acerca de las bases histoquímicas de las enfermedades afectivas que configuraban la antigua psicosis maniaco-depresiva, las depresiones mayores, la manía y los cuadros bipolares, intentando discernir qué mecanismos intervienen en la producción de estos cuadros, y en qué medida la aparición de la psicofarmacología ha influido en la manifestaciones clínicas de estas enfermedades.

En principio es instructivo examinar el desenvolvimiento de los cuadros afectivos y los supuestos mecanismos bioquímicos que los podían sustentar, sin la intervención de los psicofármacos, para posteriormente analizar cómo y por qué estos han cuarteado el primitivo edificio nosológico, produciendo una diáspora clínica y también doctrinal por el momento incontenible.

Las auténticas enfermedades afectivas estaban incluidas por Kraepelin en la séptima edición de su libro en la psicosis maniaco-depresiva, grupo que constituyó por el agrupamiento de la locura circular, la periódica y la manía simple. Pero es K. Schneider el que configura desde el punto de vista psicopatológico el círculo de la enfermedad, la cual dependería de la alteración de los sentimientos vitales, tomados en el sentido de Max Scheler. Oscilaban estas enfermedades entre dos polos: tristeza – alegría (tristeza y alegría psicopatológicas, "incompresibles" fenomenológicamente hablando). En un polo la manía, con la tríada sintomática alegría-exaltación motora-fuga de ideas; en el otro la melancolía, con tristeza-inhibición motora-pensamiento inhibido (ambos polos posibles y frecuentes, en distintos estadios, en el mismo enfermo).

Como en casi todos los casos, el edificio nosológico de la psicosis maniaco-depresiva levantado desde la psiquiatría psicopatológica estaba tan bien construido que todos los clínicos, a pesar de las variaciones que los psicofármacos han determinado en muchos casos en el curso de la enfermedad, aún hemos tenido ocasión de tratar a pacientes en los que de una forma bizarra los grandes y hondos cuadros depresivos iban seguidos de cuadros de exaltación maniaca. Incluso, a pesar de que la influencia de los psicofármacos es evidente, aún vemos frecuentemente cuadros bipolares que recuerdan exactamente la evolución de la psicosis maniaco-depresiva. De todos modos, al igual que sucedió con la esquizofrenia, el cuarteamiento post-psicofarmacológico del antiguo edificio nosológico produce una cierta diáspora y una gran indeterminación. En el momento actual es difícil evitar una dicotomía del grupo y también una confusión, para poder determinar los desarrollos psicopatológicos "comprensibles", que son incluidos en el vasto epígrafe de depresiones.

El trastorno histoquímico originario.-

En principio, la misma esencia del hondo trastorno afectivo que caracteriza a las depresiones (y lo mismo cabría decir para las manías) nos empuja a pensar que el camino recorrido en la investigación de la esquizofrenia -que fue la localización del soporte biológico del producto psíquico, el pensamiento, en el lóbulo frontal y sus eferentes corticofugas- no nos sirve para sustentar una teoría que nos explique un trastorno de los sentimientos. Pero existen dos evidencias: La primera es que la vida interior del ser humano no solo es el acontecer más complejo del universo, en lo que a nosotros se nos alcanza, sino que es un todo compacto, en el cual tienen que intervenir en cualquier caso todos los mecanismos que sustentan la vida anímica, los pensamientos y las emociones. Y la segunda es que, quizá impresionados por el hondo sufrimiento en el caso de la depresión (igual en sentido inverso en los estados maniacos), podríamos considerar a la alteración afectiva como la originaria (como hacía K. Schneider) y no dar valor a los supuestos "síntomas coordinados" que conllevan las alteraciones del impulso. El paciente depresivo se caracteriza por tristeza, sí, pero también por lentitud del pensamiento y por una gran inhibición motora, y podemos en realidad estimar que la lentitud del pensamiento y la gran inhibición son síntomas cardinales originarios. Es evidente que, si la impulsividad está gobernada por el lóbulo frontal, podemos indagar qué acontece en este y en sus proyecciones corticofugas, tan importantes, y si las alteraciones funcionales del mismo pueden explicarnos qué es lo que sucede para que se establezca una inhibición masiva de la impulsión, determinando simultáneamente un cuadro depresivo y una inhibición motora (Cano Hevia) que en la vida psicoafectiva están tan profundamente imbricados.

En lóbulo frontal el área 9 de Brodman interviene decisivamente en la impulsión (en F1, F2 y F3 para los actos elementales, para el lenguaje y para la mímica del pensamiento, y el pensamiento mismo -con intervención del área 46-, respectivamente). El lóbulo frontal detenta asimismo la función previa y activa de toda la impulsión cortical y simultáneamente la regulación de la impulsión subcortical, como ya se ha expuesto en otros capítulos.

Ahora bien, como ya se ha señalado, la actividad del lóbulo frontal en lo que se refiere a la praxis superior es evacuada o vehiculada fundamentalmente por vías corticofugas (entendiendo como praxis superior no solo la praxis motora sino el producto psíquico acabado, que se puede expresar como una "expectancia", como un estar-en-el mundo, con la riqueza y variedad de matices que conlleva la vida psíquica); también por vías directas al hipotálamo desde tubérculos mamilares, núcleos hipotalámicos, subtalámicos, zona incerta y campo de Forel, desde todas estas formaciones por haz de Vic d'Azyr, núcleo anterior del tálamo y gyrus cinguli, y con la intervención eventual del hipocampo, por circuitos de reverberación, con retorno al lóbulo frontal; así mismo se integran conexiones en el hipotálamo que incluyen vías ascendentes enteroceptivas (sensibilidad de vísceras, glándulas y vasos) que contribuyen a la vivencia del yo. La vivencia del yo está configurada por la corporalidad, la vida psicoafectiva en los límites solipsistas, y también la relación dinámica con el entorno.

Una parte muy importante de estas funciones tan complejas está regulada por el cuerpo estriado, en lo que se refiere al psiquismo automatizado y la actividad motora que le acompaña, pero muy especialmente en la regulación del impulso coordinado y la kinesis en general. Entre las vías DA nigro-estriadas y meso-accumbens, se regula también la actividad impulsora que constituye un poco la columna vertebral de la vida psíquica y sus manifestaciones hacia el entorno.

Las vías DA corticofugas procedentes de las áreas 6 y 4s, que terminan en gran parte en el estriado, están dotadas de receptores D4 (Schwartz, ya citados en capítulos anteriores), que se caracterizan por afinidad para las benzamidas, muy escasa afinidad para la DA, y gran afinidad en los receptores membranosos presinápticos -en las áreas terminales de las mismas- para la met-ENK.

La implantación iontoforética de met-ENK (y otros opioides) en cuerpo estriado determina un aumento de catabolitos de la DA, pero no solo HVA sino también del DOPAC, que es producto del catabolismo MAO sobre el neurotransmisor antes de ser evacuado (Snyder). Todos estos resultados experimentales, ya citados en el capítulo de la esquizofrenia, implican que en estas áreas tan importantes para la impulsión y para el acto psíquico estructurado, la neurotransmisión se efectúa en forma de cootransmisión DA-metENK. Cuando la cantidad de met-ENK es elevada artificialmente (por implantación iontoforética) la cuantía de DA precisa para la cootransmisión, que normalmente es muy reducida en las áreas D4, se reduce más, hasta el punto de que parte de la DA sintetizada en la neurona presináptica se cataboliza antes de ser evacuada.

Naturalmente o de manera inversa, en estas circunstancias funcionales de cootransmisión DA-metENK, la disminución espontánea de los niveles de péptido opioide va determinar en primer lugar una disminución de la impulsividad cortical y un enlentecimiento de la vida psíquica, con descenso de mecanismos "reward", es decir, un estado proclive a la depresión. Es conocido asimismo que la disregulación de las vías DA interviene en los sistemas neuronales peptidérgicos del hipotálamo (núcleo interpeduncular, área preóptica, núcleo arcuato, núcleos supraquiasmáticos) que regulan en la hipófisis la función hormonal, lo que justifica las disfunciones en el eje hipotálamo-hipofisario de los pacientes afectivos. Pero, desde el punto de vista del trastorno originario, el déficit de met-ENK va a determinar en áreas D4 un feed-back positivo, con incremento de la síntesis de DA para complementar una cootransmisión que falla por uno de sus pilares, el más activo. En estas circunstancias, el incremento acelerado de DA implica una posible agitación inicial desde el punto de vista clínico (ya que esto supone además un aumento del precursor de NA), y en todo caso conlleva un gasto exagerado de AADC, con lo que la síntesis de la otra monoamina neurotransmisora -la 5-HT- se debilita, por déficit de AADC, de donde coexiste en el trasfondo histoquímico del disturbio afectivo un déficit serotoninérgico. La teoría del déficit de serotonina en la depresión es pues un hecho, pero, a la luz de las interacciones descritas, un hecho secundario y meramente contingente.

Al igual que en otras teorías sobre las bases histoquímicas de las psicosis, la estimación del trastorno de un sistema neurotransmisor en solitario como causa u origen de la patología clínica -la hipótesis serotoninérgica de la depresión- resulta una teoría simplista y enteca, y las propuesta terapéuticas de ella derivadas de resultados lentos y sobre todo inciertos, pues el trastorno a corregir es de mucha mayor complejidad y desde luego de otros orígenes.

En apoyo del origen peptidérgico de las enfermedades afectivas, es decir, de las depresiones endógenas, existen numerosas aportaciones no solo de origen experimental como las citadas sino de orden clínico, que de modo indirecto apoyan esta hipótesis: Así, Gerner trata con 10 miligamos de BE a un grupo de 12 pacientes depresivos y 8 esquizofrénicos con el resultado de que los pacientes depresivos manifiestan una mejoría en su totalidad, cosa que no ocurre con los esquizofrénicos, seis de los cuales empeoran visiblemente; Kline trata a una muestra heterogénea de pacientes con BE, observando una mejoría en los depresivos, y aunque señala también una cierta mejoría en algunos esquizofrénicos, la mala sistematización de la muestra hace pensar que estos últimos podían ser esquizoafectivos.

Se puede pensar que admitir una teoría peptidérgica viene a ser también un modo simplista de ver la intervención de un solo sistema como explicación de los aconteceres clínicos. Pero en este caso no es así: en la hipótesis de la intervención peptidérgica inmediatamente se advierte desde el principio del disturbio la existencia de interacciones con todos los sistemas neurotransmisores, como hemos señalado más arriba, y por otra parte los péptidos tienen una actividad peculiar, que puede manifestarse como telón de fondo de numerosos neurotransmisores diferentes, provocando desde el principio una "movida" de todo el complejo neurotransmisor.

Desde el punto de vista de la hipótesis peptidérgica, y más especialmente del déficit de met-ENK, como trastorno originario de las enfermedades afectivas, vamos a analizar cómo se manifestarían en la clínica las interacciones provocadas por este supuesto trastorno originario. En primer lugar qué manifestaciones clínicas produciría en la evolución de la enfermedad depresiva todo ese cúmulo de secuencias neurotransmisoras descritas; y en segundo lugar, cómo ha influido en esta enfermedad la psicofarmacología.

El déficit de met-ENK en áreas estriadas colinérgicas, donde conexionan los receptores D4 de vías corticofugas a estriado, determina: En primer lugar un feed-back con aumento de síntesis de DA para compensar la cotransmisión; la secuencia siguiente es además de la elevación del turnover de la DA. En segundo lugar, la disminución de neurotransmisión 5-HT que tiene su origen en la carencia de AADC que ha sido requerida en grandes cantidades en la síntesis acelerada de DA, y es más notable esta disminución de 5-HT en razón de que los receptores serotoninérgicos vinculados a la AC precisan comparativamente mucha más cantidad de neurotransmisor que otras monoaminas. En tercer lugar, un disturbio en la regulación de los sistemas peptidérgicos hipotalámicos, los cuales dependen del normal funcionamiento de la DA, con distorsión de la regulación de diferentes hormonas. A este respecto cabe señalar la relevancia que ha tenido la prueba del cortisol como ayuda diagnostica y prospectiva de las depresiones endógenas.

Como consecuencia de estos mecanismos se produce un descenso de la impulsión cortical, y consecuentemente una distorsión cuantitativa del esquema impulso-inhibición, con predominio de la inhibición, pues en principio los sistemas GABA no están afectados (Cano Hevia), y como es natural tristeza y lentitud de pensamiento, que sigue aferrado a las vivencias, representaciones y contenidos onerosos. El inicio del brote puede, a veces, ir acompañado de una agitación por el aumento inicial de síntesis de DA, para caer rápidamente -a medida que se suceden las secuencias de interacciones descritas- en una depresión pura.

Naturalmente, estamos hablando del paciente sin tratar: El organismo intenta reequilibrar la situación mediante un aumento de síntesis de met-ENK, pero hay que recordar que además existe desde un principio un déficit de ENK cuya causa no conocemos; así pues la consecución del equilibrio es lenta dado que la síntesis de los péptidos, en contraste con la de las monoaminas, tiene una cadencia más compleja y premiosa: Previamente a la aparición de cada péptido cerebral activo tienen que sintetizarse las proteínas complejas, a partir de las cuales por proteolisis se van desgranando los fragmentos peptídicos precusores de cada péptido (en 1982 se descubrió la pre-proencefalina A) y a partir de los cuales se constituyen los péptidos activos. Se trata de un proceso más lento que la síntesis de los neurotransmisores monoaminérgicos, que se efectúa por procesos sucesivos de hidroxilación y decarboxilación; esta diferencia se demuestra por el hecho de que la administración de tirosina tritiada determina rápidamente la aparición de DA radioactiva en las neuronas presinápticas, pero no la aparición de met-ENK radioactiva (recuérdese que este péptido es la molécula Tir-Gly-Gly-Phe-Met). En todo caso, y a expensas de la capacidad reequilibradora del organismo, el brote depresivo no va a ceder hasta uno o más meses desde de su inicio, siendo corriente una duración media de tres o cuatro meses (recuérdese que estamos hablando de una enfermedad sin tratamiento psicofarmacológico). En principio se trataba de una afección más frecuente en mujeres, y cuya aparición era preferentemente estacional; ambos factores tienen evidentemente relación con el desequilibrio descrito de los sistemas DA, que colateralmente incide en la regulación de los sistemas peptidérgicos hipotalámicos, y éstos a su vez -por evacuación de péptidos al sistema porta hipofisario- favorecen o inhiben la liberación de hormonas, y también a través de los sistemas supraquiasmáticos en los ritmos circadianos y estacionales.

De todos modos, y para la comprensión de los mecanismos bioquímicos que nos ocupan en este momento, estas cuestiones de la frecuencia por sexo y estación podemos considerarlos de escaso relieve, pues el hecho es que también puede aparecer en los varones, y también fuera de las estaciones tradicionales de los brotes (la primavera y el otoño). A este respecto cabe señalar, como hecho clínico de un cierto interés, el empeoramiento que los pacientes casi siempre manifiestan en las primeras horas del día, lo que evidentemente está relacionado con los mecanismos reguladores circadianos del núcleo supraquiasmático.

Retomando la línea central de la argumentación, cuando en un paciente en fase melancólica de la psicosis maniaco-depresiva se equilibraban los péptidos que intervienen en la cotransmisión (met-ENK fundamentalmente) con la DA exacerbada en las vías córtico-estriadas del lóbulo frontal, tantas veces citadas, súbitamente el paciente hacía casi siempre un brote maniaco, con aumento de la impulsión cortical, fuga de ideas y estado de ánimo exaltado. La explicación de este acontecer clínico es que, por una parte, la DA con un turnover elevado determina una serie de secuencias:

1) Al no ser necesaria en esas cantidades para la cotransmisión (que ya ha recuperado el alto nivel de intervención opioide), parte de la misma se transforma por hidroxilación en NA y simultáneamente el feed-back negativo hace que cese la aceleración de la síntesis de DA.

2) La competencia por la AADC respecto a la cadena de síntesis de la 5-HT desaparece,

3) Lo que permite reanudar la síntesis de 5-HT. Sabemos que la cantidad de 5-HT necesaria para activar la AC, es decir, para producir la neurotransmisión, es proporcionalmente mayor que en el caso de las CA, con lo que en esta síntesis se gasta o utiliza más cantidad de coenzima (PP).

4) El mayor consumo de PP, dado que es coenzima imprescindible de la GAD, repercute de forma negativa en la síntesis del GABA, lo que propiciaría una desinhibición.

5) Pero es que además el exceso de DA y NA, existente al principio, innecesarias ya para la cotransmisión, va a determinar que no sean evacuadas al intersticio sináptico (especialemente la DA), por lo que se catabolizan en la neurona presináptica por la actividad MAO.

6) Esta actividad MAO, al menos al inicio del cese del brote depresivo, va a determinar la aparición de los catabolitos correspondientes, DOPAC y DOMA.

7) La elevación de los niveles de aldehídos endógenos (DOPAC y DOMA) propicia que tenga lugar la reacción de Pictet-Spengler, con formación de TIQ a partir de las CA y BC a partir de las indolaminas (recuérdese que al cesar por feed-back negativo la síntesis acelerada de DA, desaparece la competencia por la AADC y se instaura una síntesis acelerada de 5-HT). Las TIQ (papaverolina y salsolinol) tienen afinidad por el receptor membranoso opioide, pero en este momento en que el nivel de met-ENK se ha recuperado esto no va a influir decisivamente en el cuadro clínico.

8) Sin embargo, las BC que se forman (agonistas inversos e inversos parciales de del receptor GABA) sí poseen una actividad proconflictiva y desinhibitoria, lo que unido a la disminución del PP disponible (coenzima utilizado en gran medida en la síntesis de cantidades relativamente cuantiosas de 5-HT por exigencia del receptor sorotoninérgico, que precisa más cantidad de

neurotransmisor para activar la adenilciclasa que en el caso de las CA), que ya había propiciado una disminución de la actividad GAD, determina una desinhibición de gran fuste. El desequilibrio cualitativo del esquema impulso-inhibición se efectúa en este momento en sentido inverso a fase depresiva, es decir con aumento de la impulsión maniaca.

Con la introducción de los fármacos antidepresivos, en principio los tricíclicos y posteriormente los IRS, cambió el panorama clínico en virtud de las interacciones que provocaban. Al bloquear la recaptación de la serotonina, durante la fase depresiva provocan las siguientes secuencias:

1) La gran cantidad de 5-HT existente en el intersticio determina feed-back negativo en los sistemas serotoninergicos.

2) La competencia por la AADC con la DA desaparece, es decir, se facilita en gran medida la síntesis de DA (compensatoria de la disminución de la met-ENK en la cotrasmisión).

3) Se alcanzan más rápidamente niveles altos de DA (compensatorios).

4) Estos niveles altos de DA propician a su vez la síntesis de NA de la cual es precursora (hemos de pensar que de algún modo estos niveles altos de CA intervienen en la actividad terapéutica de los medicamentos antidepresivos, como así lo indica el efecto antidepresivo de los IMAO).

5) Al cesar el brote depresivo (cuya duración está en realidad vinculada a la lenta síntesis de los péptidos opioides, y de la met-ENK por tanto) no se produce la instauración de una

masiva y rápida síntesis de 5-HT, puesto que esta neurotransmisión está asegurada por la inhibición de su recaptación y la gran cantidad de la misma existente en el intersticio.

6) Esta ausencia de síntesis acelerada de 5-HT supone una disminución muy notable del gasto de PP -coenzima también de la GAD- y en consecuencia una síntesis normal, no disminuida, de GABA, por lo que en este caso como la desinhibición GABA no actúa puede no producirse el brote maniaco.

En realidad, desde la introducción de los psicofármacos, la clínica de la antigua psicosis maniaco-depresiva ha cambiado: en el momento actual se ven cuadros de honda depresión que con mucha frecuencia no van seguidos de fase maniaca. El efecto de cuarteamiento del orden nosológico por la psicofarmacología es evidente, al igual que ocurrió en la esquizofrenia, y también el efecto diaspórico de la fragmentación de las psicosis afectivas en una serie de cuadros con diferentes formas de evolución clínica: Depresiones mayores, trastornos distímicos, trastornos bipolares, episodios maniacos, trastornos ciclotímicos, cuadros bipolares... con divisiones y subdivisiones interminables, que seguramente irán aumentando al abordarse el tema desde el punto de vista de los síntomas externos de la clínica y no desde el disturbio etiopatogénico originario.

Las Distimias

En este momento conviene hacer algunas consideraciones sobre el concepto de distimia. Ya en las clasificaciones estadísticas se dedica un apartado al trastorno distímico, que parece personalizado como un episodio clínico diferente del episodio depresivo mayor, particularmente por ser menos profundo y también menos permanente; en DSMIV se habla de un estado de ánimo depresivo la mayor parte del día de la mayoría de los días, es decir, no de una manera continua y permanente.

Aparece así borrosamente configurado un grupo de pacientes del máximo interés clínico, en los que fundamentalmente destacan la discontinuidad o el carácter oscilante de la depresión. Se trata de pacientes con mala respuesta a los tratamientos psicofarmacológicos antidepresivos y en los que es frecuente aislar, acompañando a la alteración del estado de ánimo, algún síntoma psicosomático de presentación preferentemente paroxística, y muchas veces de tipo vegetativo o visceral. La tristeza no suele alcanzar la profundidad de la que se presenta en la depresión "sensu estricto", y así mismo la inhibición o perdida de impulsión cortical es menos intensa. El paciente es algo más comunicativo, está menos aislado del entorno y generalmente no se ha visto totalmente incapacitado para su quehacer habitual. El curso clínico se desenvuelve generalmente de forma más prolongada, y a ello contribuye su mala respuesta a los tratamientos antidepresivos convencionales. El aislamiento de este grupo es de gran interés, y va acompañado frecuentemente en la exploración EEG de pequeños disturbios funcionales de localización troncular (ritmos monomorfos centroencefálicos de 6-7 c/s de tendencia paroxística, de intensidad muy moderada, y menos frecuentemente de polipuntas de aparición simultánea en todas las derivaciones). Desde el punto de vista clínico, aparte del carácter oscilante (alternancia de días o ratos peores y otros menos malos) se recogen síntomas vegetativos como palpitaciones, crisis de escalofríos, molestias viscerales, alteraciones del apetito o del metabolismo y alteraciones del sueño (generalmente parasonambulias). Las distimias comiciales (Cano Hevia) pueden ser incluidas dentro de este grupo; no siempre se identifica la comicialidad por crisis sino que el disturbio histoquímico de la comicialidad (detectable en EEG) cuando afecta a área 10 de protuberancia, a vías DA mesolimbosubcorticales, a vías NA del locus coeruleus y a 5-HT del rafe, puede determinar la aparición de un cuadro afectivo sin crisis que ordinariamente evoluciona como el resto de las distimias de forma oscilatoria, y generalmente como en aquellas, acompañado de signos vegetativos o viscerales.

Estas distimias eventualmente pueden desembocar en una depresión de curso tórpido, pero por lo general tiene una buena respuesta clínica cuando se les trata la disfunción troncular (amida del ácido valproico, piridoxina y fosfolípidos neurohomólogos). Los tricíclicos en particular y los IRS, a veces en dosis moderadas, pueden ser complemento pero no la base de la medicación.

Depresiones de evolución tórpida

Se trata de un grupo de gran interés dentro de las depresiones. Constituyen en todo caso cuadros clínicos de larga duración en los que la respuesta terapéutica es insuficiente durante mucho tiempo, y dado lo tórpido de la enfermedad es necesario recurrir a dosis altas de medicación, generalmente tricíclicos (la respuesta a los IRS es casi nula, acaso un poco mejor a los IRNS). La actividad terapéutica es mediocre, pero a pesar de la pobreza de la misma hay que mantener la medicación, pues al menos aminora la tendencia al suicidio, que es la complicación más temida de las depresiones. La depresión tórpida puede subseguir a un inicio de depresión angustiada con agitación, y eventualmente a un brote maniaco.

En todo caso su implantación parece que va precedida de un periodo de exaltación CA, a diferencia de la depresión común, depresión mayor, o fase depresiva de la psicosis maniaco-depresiva de los enfermos circulares, cuya patogenia ha sido descrita.

En este caso la elevación del turnover de DA y NA es primaria y no como respuesta a un déficit de cotransmisión. Consecuentemente, al inicio del cuadro clínico la impulsión cortical no es tan precaria como en el caso de déficit de met-ENK. La elevación del turnover de DA no es secundaria y como una respuesta compensatoria, al fallar el otro pilar de la cotransmisión, en las áreas córticofugas frontales. Naturalmente que con una cierta prontitud el cuadro clínico va a cambiar, ya que el elevado nivel funcional de los neurotransmisores CA se corresponde de una forma inmediata un aumento del catabolismo metilado. Esto supone que este aumento de catabolismo determina en breve un agotamiento de SAM, la cual se tiene que sintetizar al amparo de la SS y a partir del ATP y de la metionina. El incremento del gasto de ATP va a suponer un cierto agotamiento del mismo, y como consecuencia una disminución considerable de AMPc, lo cual va a influir en la neurotransmisión de todos los sistemas monoaminérgicos. Paralelamente se produce un agotamiento de la metionina, y en consecuencia una disminución secundaria de la síntesis, con cuya disminución se establece un punto de contacto con la depresión común: el bajo nivel de actividad de la impulsión cortical. Pero en el caso de la depresión de curso tórpido existe de manera importante un descenso de las posibilidades de neurotransmisión, ocasionado por el descenso de AMPc, lo que supone que estén afectadas más vías DA, NA y 5-HT desde casi el inicio, porque ha ocurrido una cosa peculiar: de una desusada actividad de ciertos sistemas CA se pasa a un bloqueo "feed-back" de los mismos, lo que va a afectar -establecida ya la depresión- a otras áreas impulsoras mesodiencefálicas (tubérculos mamilares, hipotálamo anterior y núcleos amigdalinos). Este desorden repercute tempranamente en la regulación peptidérgica (área preóptica, núcleo interpeduncular, núcleo arcuato y núcleo supraquiasmartico) con más distorsión en la regulación hormonal y también en los mecanismos tronculares que gobiernan la persona profunda. La inhibición psicomotora y la lentitud de pensamiento, del mismo modo que la tristeza, se establecen de manera similar a la depresión simple, pero como efecto secundario de un disturbio más amplio y profundo, lo que va a determinar el curso tórpido del cuadro clínico.

Aunque en este caso el déficit peptídico es secundario, también llega a producirse por el desaforado uso de la metionina en la reposición SAM. El tratamiento por tanto de SAM como complemento es útil, aunque generalmente la respuesta global a los tratamientos es aún más lenta e incierta que en las depresiones comunes. En este punto hemos de decir que no nos hemos propuesto establecer pautas de tratamiento en las depresiones, pues nuestro propósito consistía más bien en desvelar los mecanismos patogénicos de cada una de las psicosis o enfermedades, quedando los detalles de las cuestiones terapéuticas para otro tipo de trabajos más enclavados en el empirismo de la clínica. El grupo de depresiones llamadas tórpidas (Cano Hevia) se caracteriza de forma sustancial por su mala respuesta terapéutica, es decir, su aislamiento está precisamente vinculado a esta característica en relación con los psicofármacos, de modo que el referirnos por tanto a ciertas notaciones terapéuticas en este grupo ha sido insoslayable.

La característica más importante de las depresiones tórpidas es pues su mala respuesta terapéutica. La incertidumbre que en general existe en las depresiones con respecto a los psicofármacos en este caso es extrema. La disminución del impulso y los síntomas coordinados, aunque se establece de forma secundaria, es similar a la depresión mayor o melancolía endógena. Es más frecuente sin embargo la aparición de síntomas añadidos de origen troncular o diencefálico, pero no constituyen la característica más peculiar como ocurre en las distimias.

Las manías. Los cuadros bipolares

Las manías han sido tratadas ya en el capítulo del trastorno originario, donde se hacía preciso aludir a los disturbios histoquímicos subyacentes en los cuadros afectivos. Clínicamente son el espejo invertido de las depresiones, y en cuanto al trastorno originario muchas veces consecuencia de aquellas. Clásicamente, cuando en un paciente en fase melancólica se equilibraban los péptidos que intervienen en la cotransmisión durante la depresión (met-ENK fundamentalmente, que habían estado disminuidos en la perdida de impulsión cortical -en las eferentes del lóbulo frontal-), súbitamente el paciente hacía fácil y frecuentemente un cuadro maniaco con aumento de la impulsión cortical, fuga de ideas y estado de ánimo exaltado. La explicación de este hecho se encuentra en la serie de secuencias ya expuesta en la depresión y que, para mejor comprensión del desenvolvimiento de los cuadros bipolares, repetimos. El déficit de cotransmisión (en vías córticofugas al estriado), por bajo nivel de la met-ENK, determinaba un incremento de síntesis de DA para equilibrar la cotransmisión. Pero recuperado el nivel de péptido cuando cesaba el brote depresivo se determinaban una serie de secuencias:

1) Al no ser necesaria ya esa gran cantidad de DA para la cotransmisión, parte de la misma se transforma en NA y simultáneamente el feed-back negativo en receptores D3 hace que cese la aceleración de la síntesis de DA.

2) La competencia por la AADC respecto a la cadena de síntesis de 5-HT desaparece, lo que permite reanudar la

síntesis de 5-HT.

3) Sabemos que la cantidad de 5-HT necesaria para activar la AC es proporcionalmente mayor que en el caso de las CA, con lo que se comienza a gastar más coenzima PP.

4) El mayor consumo de PP -dado que este es coenzima imprescindible para la actividad GAD- repercute de forma negativa en la síntesis de GABA, lo que propicia una desinhibición.

5) Pero es que además el exceso inicial de DA y NA –que son ya innecesarias para la cotransmisión- va a determinar que éstas no sean evacuadas al intersticio sináptico, por lo que se catabolizan en la neurona presináptica por las MAO.

6) Esta actividad MAO sobre niveles altos de CA va a determinar la aparición de los catabolitos correspondientes (DOPAC y DOMA).

7) Los elevados niveles de estos aldehídos endógenos propician la reacción de Pictet-Spengler, con formación de TIQ a partir de las CA, y formación de BC a partir de la 5-HT.

8) Recuérdese que al cesar por feed-back negativo la síntesis acelerada de DA desaparece la competencia por la AADC, y se instaura una síntesis acelerada de 5-HT.

9) La síntesis acelerada de 5-HT propicia que en la reacción de Pictet-Spengler se formen más cantidades de BC (agonistas inversos y agonistas inversos parciales del receptor GABA).

10) Las BC poseen por tanto una actividad proconflictiva y desinhibitoria, lo que unido a la disminución del PP -utilizado en gran medida en la síntesis de grandes cantidades de 5-

HT (al cesar la síntesis acelerada de DA), que ya había producido una disminución de la actividad GAD- determina al final una disminución mayor de actividad GABA; es decir, una desinhibición de gran fuste.

El desequilibrio cuantitativo del esquema impulso-inhibición se efectúa en ese momento en sentido inverso a la depresión, esto es, aumento de la impulsión maniaca. He aquí el fundamento de los cuadros bipolares, que en la actualidad se presentan con menos frecuencia que en la era prepsicofarmacológica.

Con la introducción de los psicofármacos antidepresivos, que bloquean la recaptación de la 5-HT, durante la fase depresiva, se producen las siguientes secuencias:

1) La gran cantidad de 5-HT existente en el intersticio determina un feed-back negativo en los sistemas serotoninérgicos.

2) La competencia por la AADC entre la síntesis de serotonina y síntesis de DA desaparece; es decir, se facilita en gran medida la síntesis de DA compensatoria del bajo nivel de met-ENK en la cotransmisión (en las eferentes corticofugas del lóbulo frontal hacia áreas encefalinérgicas del estriado).

3) Se alcanzan más rápidamente los niveles altos (compensatorios) de DA.

4) Estos niveles altos de DA propician la síntesis de NA de la cual es precursora (hay que pensar que de algún modo estos niveles altos de DA y NA intervienen en la actividad terapéutica de los tratamientos, como lo indica el hecho del efecto antidepresivo de los IMAO).

5) Al cesar el brote depresivo (cuya duración está en cierto

modo vinculada a la lenta síntesis de los péptidos y por ende de la met-ENK) no se instaura una rápida y masiva síntesis de 5-HT, puesto que la neurotransmisión serotoninérgica está asegurada por la gran cantidad existente en el intersticio sináptico, dado que está inhibida la recaptación.

6) Esta ausencia de síntesis acelerada de 5-HT (síntesis acelerada que se da en el paciente depresivo sin tratar) supone una ausencia de gasto de la coenzima PP, coenzima también de la GAD, y en consecuencia una síntesis normal -no descendida- de GABA determina una desinhibición menor, por lo que puede no presentarse el brote maniaco.

En cuanto a los cuadros maniacos, es cierto que pueden presentarse sin ir precedidos de un estadio depresivo, lo que supondría la existencia de un trastorno originario inverso a la depresión: La impulsión cortical camina por las vías corticofugas del lóbulo frontal y está vehiculada en gran parte por fibras con receptores D4, de baja afinidad para la DA y que terminan en áreas encefalinérgicas del cuerpo estriado, lo que hace suponer que en estas áreas la neurotransmisión se realiza en cotransmisión DA y met-ENK (en el caso de la manía la cotransmisión con una participación opioide más elevada). Naturalmente no se produciría aumento compensatorio de la síntesis de la DA en estos sistemas neuronales, pero sí un incremento de la actividad psicomotora, no solo del lóbulo frontal sino de todas las áreas subcorticales impulsoras, que son activadas por la impulsión cortical (hipotálamo, nigro-estriado, mesoaccumbes, así como núcleo amigdalino en el que existen también colaterales de la vía dorsal NA).

La diferente participación de áreas impulsoras corticales y subcorticales matizaría distintos tipos de manía: manía con incremento de la actividad psíquica preferentemente cortical con fuga de ideas; manía con predominio de la agitación motora con mayor participación de nigroestriado y mesoaccumbens; manía con predominio de la euforia con mayor participación de la vía meso-limbo-subcortical; y manía con predominio de la agresividad y sexualidad, con intervención importante del núcleo amigdalino.

En todo caso, el aumento de la impulsión cortical puede presentarse también precedido de un estadio depresivo larvado, que ha pasado inadvertido desde el punto de vista clínico, en cuyo caso la patogenia sería la que hemos descrito en los trastornos bipolares. De todos modos el aumento de la impulsión en áreas frontales del córtex, cuando es producido primariamente por un alto nivel de opioides, encefalinas, va a hacer innecesaria la cantidad de DA que normalmente interviene en la cotransmisión, con lo que esta se cataboliza por mecanismos MAO sin ser evacuada, y en parte se utiliza como precursor de la NA, elevando así los niveles de catabolitos que propician la reacción de Pictet-Spengler (DOMA), determinando la aparición de TIQ, que por su afinidad por el receptor opioide incrementa el estímulo del mismo acentuando así el trastorno originario y determinando también la aparición de BC, que como sabemos acentúan la desinhibición.

La duración de los brotes maniacos es generalmente más corta porque la síntesis, regulación feed-back y catabolismo de

las monoaminas que secundariamente -pero con gran fuerza-
configuran el cuadro maniaco es mucho más rápida que el
metabolismo y síntesis de los péptidos; y por otra parte es más
asequible terapéuticamente, pues la medicación neuroléptica
actúa rápidamente contra este componente monoaminérgico de la
manía en todas sus formas.

Finalmente, la manía es un desequilibrio cuantitativo del
esquema impulso-inhibición con exaltación de la impulsión (Cano
Hevia), en espejo invertido del desequilibrio que caracteriza a las
depresiones, así como los cuadros bipolares son en cierto modo
la secuencia posible de un trastorno originario depresivo, como ya
se ha dicho.

LAS DEMENCIAS

Las demencias constituyen los cuadros clínicos más temibles de la patología psiquiátrica, pues afectan a las funciones básicas de las personas: capacidad de juicio, funciones integrativas superiores, memoria, orientación y pensamiento abstracto. Su efecto es devastador porque, en un curso clínico por el momento inexorable, llegan a destruir la autoestima, e incluso los límites de la vivencia del yo y su integración con el entorno, pudiendo reducir la existencia a un vivir vegetativo, con exclusión de todo lo que nos define a los seres humanos como personas.

Según el concepto moderno de la demencia esta puede tener diferentes etiologías, puede coexistir con otras enfermedades psiquiátricas o presentarse en cualquier etapa de la vida, aunque su predominio es evidente en la edad senil. A pesar de todo, el patrón sintomático es relativamente constante y uniforme.

Las demencias ponen en evidencia la existencia de trastornos mentales con un substrato orgánico, aunque justamente en las formas más temibles -las idiopáticas o "primarias"- este substrato orgánico es a la par que más irreversible más sutil.

Las demencias "sintomáticas" o secundarias pueden ir, sobre todo en su comienzo, acompañadas de la sintomatología de cada enfermedad (hipotiroidismo, hipercortisolismo, hidrocefalia, alteraciones infecciosas, alteraciones metabólicas o endocrinas, enfermedades carenciales, vasculares o intoxicaciones). Pero el hecho es que una vez establecida la demencia el cuadro clínico es tan semejante que, independientemente del origen primario o secundario, algún factor patogénico debe serles es común.

El diagnóstico suele ser fácil cuando el trastorno ya se ha instaurado. No obstante, en los comienzos las quejas por parte del paciente suelen ser vagas: somatizaciones, insomnio, alteraciones del apetito y casi siempre alteraciones del estado de ánimo en general triste y con cierto grado de ansiedad. Los trastornos de la memoria siempre existen, aunque pueden pasar inadvertidos ya que frecuentemente el paciente no los percibe.

Cuando el cuadro clínico de la demencia se hace evidente existen disminución clara de la memoria y de la atención, disminución de la capacidad de pensamiento abstracto, del juicio del entorno y circunstancias, de la capacidad de comprensión y de la capacidad de cálculo, aumento del tempo psíquico, desorientación evidente -llegando a no reconocer o a confundir a los familiares-, el pensamiento es confuso y perseverante, y acontece una restricción progresiva del lenguaje con empobrecimiento del mismo e incontinencia verbal; devienen además lentitud psicomotora, irritabilidad y en los estadios avanzados pseudopercepciones. La degradación progresiva de todas las funciones psíquicas culmina en amencia y gatismo.

Desde el punto de vista clínico parece establecerse una distinción fundamental: cuando se trata de una demencia sintomática o secundaria es más fácil extirpar las causas que de una manera grosera y visible actúan dentro de los limites solipsistas, especialmente al comienzo del cuadro clínico (infección, tumor, alteración metabólica o endocrina, intoxicación o estado carencial). Pero la realidad es que, independientemente de que en las demencias primarias el trastorno orgánico sea más sutil, menos grosero, más difícil de aprehender, en todo caso también son tributarias de un acontecer morboso en los límites biológicos individuales.

Por otro lado, en la demencia ya establecida estamos acostumbrados a considerar los síntomas de la misma como un déficit o una insuficiencia que parte exclusivamente del ser biológico del enfermo. Sin embargo, en una concepción moderna de la dinámica individuo-entorno, la insuficiencia está originada simultáneamente tanto en los límites solipsistas individuales como en los requerimientos del medio -como fuente de estímulos fundamental, que recortados o mermados intervienen decisivamente en el proceso demencia -.

Las llamadas demencias primarias y secundarias

Es cierto que, desde el punto de vista de la clínica, entre las actualmente llamadas demencias idiopáticas o "primarias" y las demencias sintomáticas o secundarias, en estas últimas es más fácil abordar las causas etiológicas, ciertamente más groseras y visibles, sobre todo al comienzo del cuadro clínico. Pero esto no nos debe llevar a olvidar que la intervención del entorno es muy importante en todo caso. En la demencia sintomática justamente el abordaje terapéutico de la supuesta causa originaria conlleva a veces un flujo de esperanza, un impulso de lucha que desde luego impregna el entorno que "circunrodea" y envuelve al enfermo, y es bien percibido por el mismo. De la misma manera, en el caso inverso de la demencia primaria o idiopática la desolación de una supuesta incapacidad para luchar contra lo aparentemente inexorable va a determinar en el entorno y en el propio paciente un efecto devastador, que contribuye en gran medida al agotamiento progresivo de las fuentes del pensamiento.

De cualquier modo, no es nuestro propósito hacer un estudio exhaustivo desde el punto de vista clínico de todas y cada una de las formas de las demencias, con las variantes etiopatogénicas de cada demencia sintomática. Vamos a analizar más bien cuáles son los mecanismos patogénicos que sustentan y mantienen el cuadro demencial ya establecido, independientemente de su posible origen diverso. El cuadro clínico de las demencias ya instauradas es tan semejante en todos los casos que algún factor patogénico ha de ser común a todas ellas.

La impulsión cortical

En cualquier caso, la demencia ya establecida se manifiesta, es obvio decirlo, por una pérdida cuantiosa y progresiva de la praxis superior; es decir, por la pérdida de los procesos previos y activos que intervienen en la impulsión cortical: para la ordenación y matización de las palabras en la construcción del lenguaje, para la ordenación previa y activa de los movimientos elementales que intervienen en un esquema práxico intencional, para la ordenación sobre todo de las vivencias o actos psíquicos elementales y su matización en gracia a una intencionalidad final del pensamiento. En definitiva, todos aquellos procesos previos y activos configuradores de la vida psíquica, es decir la preimpulsión y la misma impulsión cortical.

En términos dialécticos, la demencia es la alteración permanente y progresiva del esquema impulso-inhibición, con disminución del impulso. Naturalmente nos estamos refiriendo a la impulsión ordenadora de la vida psíquica, es decir la impulsión cortical, lo que no excluye -más bien favorece- la aparición de cuadros impulsivos primarios, elementales, sin finalidad inteligente, por la falta precisamente de la regulación cortical. Paradójicamente estos brotes de impulsión subcortical determinan un empeoramiento del déficit psíquico y un aumento de la confusión, pues obligan a la impulsión cortical a un sobreesfuerzo de ordenación de los mismos para el que no está ya capacitada.

Es interesante constatar el hecho de que hemos definido los grandes cuadros afectivos así mismo como consecuencia de una alteración impulsora cortical, siendo las alteraciones de los sentimientos y de la actividad motora síntomas coordinados de aquella.

Evidentemente, en la pérdida de impulsión cortical que caracteriza a los grandes cuadros depresivos se encuentra configurado el trastorno histoquímico y dinámico que subyace en el origen de las demencias. Cuando a un desequilibrio cualitativo impulso-inhibición con gran descenso del impulso -que constituye la base de la depresión- se sobreañaden otros factores etiopatogénicos (edad involutiva, encefalopatía vascular diseminada, alteraciones carenciales hormonales severas, alteraciones importantes en el metabolismo peptídico) acaecidos todos ellos dentro de los limites solipsistas individuales, además fundamentalmente del estrechamiento del proyecto vital y disminución súbita de los requerimientos del medio (jubilación, acortamiento de la personalidad de complejos orígenes –pero que, no se olvide, está condicionada en gran medida por el hueco que la sociedad deja para ser rellenado por nuestra individualidad-), la aparición de la demencia es inexorable.

Recuérdese la importancia que posee el lóbulo frontal como soporte de la vida psíquica, y cómo la disminución funcional de las vías corticofugas -ocasionada por la baja tasa de péptidos cerebrales activos, en especial el pentapéptido met-ENK- subyace en el origen de la depresión. Recordemos también cómo los péptidos cerebrales activos en general son fragmentos peptídicos más pequeños que los péptidos periféricos, y cuya secuencia está incluida en un fragmento del complejo de la β-Lipotropina.

En consecuencia, cuando a un estado depresivo -con dificultad en su base histoquímica para la síntesis de met-ENK- se sobreañade por las concausas concurrentes citadas una disminución de la síntesis de otros péptidos cerebrales activos (que como se sabe se desgajan de moléculas proteicas más complejas por proteolisis), el aumento de moléculas proteicas inactivas, en todas las áreas cerebrales, se incrementa grandemente.

Estas moléculas proteicas sin escindir, compuestas por entre 40 aminoácidos -como la APP, cuya incorrecta secuenciación se ha encontrados en los enfermos de Alzheimer- y 265 aminoácidos -como la β-Lipotropina- constituyen la base de la formación de proteínas insolubles, que de manera progresiva se van depositando en todas las estructuras cerebrales.

El matiz depresivo

El matiz depresivo, que tiñe por lo general y muy frecuentemente el inicio de lo que posteriormente se va a desenvolver como un Alzheimer u otra forma clínica de demencia idiopática, no es meramente casual, y se observa con inusitada frecuencia en la clínica (Alexopoulos, Andersen, Austin, Folstein, Reynolds, Sano).

Hay que decir que el proceso degradante de las demencias se incrementa en doble circuito: por un lado las causas biológicas, que en sus límites solipsistas determinan una disminución de la impulsión cortical; y por otro lado la disminución de requerimientos del entorno (ocasionada por el empobrecimiento global de la personalidad), disminución de requerimientos que va a obligar cada vez menos a una función cerebral activa. Lo que supone que como las proteínas precursoras de los fragmentos peptídicos cerebrales activos se van desgajando a medida de las necesidades, es decir, a medida que el cerebro necesita ir elaborando impulsos psíquicos como respuesta a los requerimientos del medio, éste, el medio socio-familiar en el que cuaja la personalidad total del ser psíquico, va a ser fundamental para la continuidad del proceso de degradación cerebral, y en suma actúa como cofactor de la máxima importancia en la aparición y curso de la enfermedad.

Sobre factores depresivos bien visibles al comienzo de una enfermedad de Alzheimer (tomada como paradigma de la demencia) existe una copiosa literatura (Sano, Gershon, Siegel, Lazarus, y un largo etcétera), si bien que, siguiendo la tendencia diaspórica que caracteriza a la psiquiatría actual, en general se persigue la identificación de grupo clínico diferenciado con el apelativo de "pseudodemencias" (Morault, Nussbaum, Post, Rabins, Wells, Berrios, Caine, Fischer). Pero la revisión de casos expuesta por gran número de clínicos indica, por la frecuencia con que se presenta en la clínica, que la coexistencia de humor depresivo y signos de deterioro cerebral ha de tener un substrato patogénico común, y ese substrato patogénico es el desequilibrio cuantitativo del esquema impulso-inhibición, con pérdida de impulso.

Los factores genéticos

Naturalmente que no se puede desestimar en el momento actual la intervención de factores genéticos. Son conocidas las anomalías en la secuenciación de la proteína precursora del amiloide o APP, atribuibles a defectos del cromosoma 21 (como es conocida la aparición de formas de Alzheimer juvenil en pacientes con Down); la aparición de una forma alélica de la ApoE -la ApoE 4- específicamente en los enfermos de Alzheimer y que no se ha encontrado en los sujetos sanos, cuya secuenciación se efectúa a partir del brazo largo del cromosoma 19; así como la posible intervención no esclarecida del cromosoma 7. Pero en todo caso, y admitidos estos defectos genéticos como factores de gran importancia, su sola existencia probablemente no baste para explicar el por qué una causa genética no se manifiesta durante los 60 años primeros de la vida del sujeto.

Como seguramente ocurre en todos los grandes cuadros psiquiátricos, la dotación genética va a predisponer en cada caso hacia una manera de enfermar, pero eso no supone necesariamente la exclusión de causas etipatogénicas específicas y propias de cada cuadro clínico en la aparición del mismo (que es preciso conocer para poder atender desde el punto de vista terapéutico a la corrección de las mismas; y en este sentido, independientemente de las predisposiciones genéticas individuales, la captación de los trastornos bioquímicos y las alteraciones psicológicas y psicosociales es fundamental; lo contrario sería resignarnos en todos los enfermos psiquiátricos a la aceptación inoperante de un destino rígido, inexorable e inaccesible a toda intervención terapéutica, lo cual desde luego no es el caso en un acontecer vital tan complejo como es la vida anímica y psíquica del ser humano y sus alteraciones patológicas).

El hecho que prevalece como factor patogénico común a todas las demencias es la destrucción neuronal, con aparición de depósitos anormales de proteínas insolubles e inactivas, las cuales se instauran en gran parte por la concurrencia de los factores citados: disminución de la proteolisis cerebral específica -que desgaja normalmente los péptidos cerebrales activos de sus precursores proteicos-, acortamiento de la personalidad y estrechamiento del proyecto vital (con notable influencia del entorno), que a su vez va a determinar una merma muy importante de la necesidad de respuesta del cerebro, lo que revierte en progresiva mayor disminución de la proteolisis cerebral.

Evidentemente la investigación del futuro inmediato acerca de las demencias se va a basar, por un lado, en un conocimiento más completo y más integrado, menos disperso, de los péptidos cerebrales activos, y por otro, en una mayor valoración de la importancia del entorno sociológico del paciente, en tanto que estimulador de requerimientos del medio para una dinámica psíquica (y cerebral) activa y sostenida.

LA HISTORIA DEL PENSAMIENTO PSIQUIATRICO EN LA EPILEPSÍA

El empirismo de la clínica

La historia del pensamiento psiquiátrico en lo que se refiere a la epilepsia comienza, desde el empirismo de la clínica, cuando esta enfermedad conocida desde el principio de los tiempos como un "mal sagrado" (en el que el sujeto sometido a fuerzas misteriosas cae, como herido por el rayo, ante la mirada perpleja y empavorecida de sus semejantes) deja de ser considerada como un suceso con algo de sobrenatural y es considerada simplemente como una enfermedad.

En un principio se van fraguando en el tiempo tres posturas fundamentales en torno a la enfermedad: Un grupo de autores (Cramer, Wilson, Levy, Gruhle) consideran que la epilepsia es la expresión clínica de una lesión cerebral, es decir, la epilepsia según estos autores sería un cuadro sintomático sin vinculación con la totalidad del ser, con su constitución. Cuando no era posible detectar el daño cerebral responsable se utilizaba el término de epilepsia criptogenética.

Para un segundo grupo de autores (Luxenburger, Minkowski y Delbrück), por el contrario, la epilepsia dependería siempre de una predisposición constitucional; en este sentido la epilepsia estaría vinculada a la totalidad del ser con más o menos intensidad, el factor constitucional era siempre decisivo.

Un tercer grupo de clínicos (entre los que se encuentran Pohlisch, Binswanger, Stertz y Rüdin) adoptan una posición ecléctica: hay evidentemente epilepsias sintomáticas, la experiencia del cardiazol y el electrochoque -tan frecuentes entonces en la clínica psiquiátrica- así lo demostraba; es decir, el cerebro podía responder con convulsiones ante determinadas agresiones; pero por otro lado existían epilepsias constitucionales en las que la vinculación a la totalidad del ser era fundamental. Solo así se podían explicar una serie de rasgos psicopatológicos comunes que los pacientes con gran frecuencia exhiben: la perseveración, la tendencia al detalle, la premiosidad. El temperamento enequético en fin.

Las aportaciones del EEG

Así estaban las cosas en el terreno nosológico cuando por otro lado fueron tomando cuerpo dos orientaciones divergentes en la concepción de la epilepsia, ambas surgidas de la prevalencia que la exploración electroencefalográfica había ido adquiriendo. Para estas dos concepciones divergentes, la definición de la epilepsia se basaba sin embargo, en todo caso, en la existencia de alteraciones electroencefalográficas.

El concepto de disritmia cerebral difusa.-

Para la primera de estas dos concepciones, la epilepsia es "una disritmia cerebral paroxística", y se considera como característica esencial de la enfermedad el tipo de anomalía bioeléctrica cerebral, deduciéndose de ello que los distintos tipos de las crisis, en las epilepsias genuinas, dependen de trastornos que afectan al cerebro de una forma global (aunque no se excluye que puedan tener su comienzo en un área cerebral determinada), existiendo una correlación entre las diversas formas clínicas y las distintas variantes electroencefalográficas (Gibbs, Lennox).

Así, desde este punto de vista sería, por ejemplo, establecida la correlación del "gran mal" con un EEG en el que lo característico sería la aceleración extrema de la actividad cortical, con la intensa desorganización subsiguiente del registro. La de los "accesos psicomotores", que se correspondería con una lentificación de la actividad eléctrica. Y la del "pequeño mal" con la alternancia de la actividad lenta y rápida (punta y onda). Asociándose estas características primarias, en cada caso, a multitud de trastornos electroencefalográficos de distinta intensidad, en el sentido de lentitud de frecuencia y elevación del voltaje, en una variedad inacabable de formas y subformas como necesidad imperiosa de la clínica. La epilepsia Jacksoniana se daría cuando en una irritación muy localizada en principio la disritmia, localmente originada, no consiguiera extenderse en forma de disritmia paroxistica.

El concepto de alteración focal.-

Frente al concepto de disritmia cerebral, más bien difusa, pero cualitativamente distinta, se inicia otra postura que arrancando del polo doctrinal opuesto propende a conceder una gran importancia a las zonas cerebrales donde se origina la descarga. El hecho es que el concepto de correlación clínico-electroencefalográfica había comenzado a desvanecerse porque la acumulación de atipias -es decir, casos que no se ajustaban a la supuesta norma- es de tal envergadura que el soporte de los grupos clínicos, que se suponía eran las características morfológicas del trazado electroencefalográfico, comienza a disgregarse.

Desde el punto de vista conceptual del trastorno cerebral localizado lo importante es el "foco" donde se originan las descargas, enjuiciándose de manera secundaria la morfología de las ondas. Prácticamente, se piensa, todas las formas de ondas epilépticas pueden presentarse en todos los enfermos con crisis típicamente focalizadas (Jasper, Penfield).

Desde este frente conceptual, Jasper afirma que las diferentes manifestaciones clínicas y electroencefalográficas son debidas a los diferentes circuitos neuronales que participan en la descarga epileptógena. Desde su punto de vista todas las crisis tienen un origen focal, aunque se ve forzado a admitir que este "foco" puede ser un amplio sistema neuronal, y que puede haber "focos" múltiples. Este concepto de foco epileptógeno es adoptado también por Penfield y, según él, la generalización de las crisis depende:

1º De la intensidad de la descarga focal.

2º De los sistemas de conexiones entre el "foco" y el resto del cerebro, y

3º De la vulnerabilidad o susceptibilidad de otras áreas cerebrales a la descarga paroxística.

El problema, naturalmente, no estaba resuelto en ninguna de las dos orientaciones citadas: "disritmia cerebral paroxistica ", o "foco epileptógeno".

En el concepto de "disritmia cerebral paroxística",

independientemente del cuarteamiento que la supuesta correlación clínico-electroencefalográfica va sufriendo por la acumulación de atipias, la cuestión nosológica estaba planteada con la misma imprecisión que en el concepto de epilepsia basado en la existencia visible del ataque. En uno y otro caso queda sin aclarar la cuestión fundamental: el origen, la causa de una disritmia; o la causa y origen de la existencia de ataques.

Desde el punto de vista del "foco epileptógeno" esta concepción deja sin esclarecer el origen real del "foco", es decir, qué tipo de alteración es la que propicia la aparición de ese foco, a no ser que se incorpore el concepto de "foco lesivo", que parece implicar de una u otra manera el origen sintomático de todas las epilepsias. En todo caso quedaría en suspenso la cuestión de por qué las mismas alteraciones cerebrales lesivas son capaces de provocar crisis en algunos sujetos mientras que en otros no las producen. A esta cuestión no cabría más respuesta que: o se trata de una alteración lesiva peculiar, o bien la alteración lesiva se produce en un cerebro con una predisposición peculiar; y así nos encontramos en el punto de partida. Podemos pensar que la epilepsia es sintomática, o podemos pensar que la epilepsia es esencial, pero ¿cuál es la verdadera razón, la esencia de la epilepsia?

SEGUNDA PARTE

LA DIALÉCTICA PSÍQUICA EN CUANTO A LA RELACIÓN INDIVIDUO-ENTORNO

La rotura de los límites solipsistas en el estudio de la dinámica psíquica o psicoafectiva, que en gracia a un orden expositivo sistematizado habían condicionado nuestro análisis en la primera parte de este estudio, y el abordaje del problema del ser humano y su devenir psíquico en cuanto a la totalidad indivisible ser-entorno, vamos a ir centrándolos mediante el examen del problema a la luz de las diversas concepciones doctrinales:

1º.- De las aportaciones psicoanalíticas, en tanto en cuanto estas supusieron de avanzada primera en el planteamiento del problema, de la interrelación entre la dinámica psíquica entre el individuo y el medio.

2º.- De la fenomenología, en lo que se refiere a la penetración en la dinámica y estructura de la vivencia, el acto psíquico fundamental.

3º.- De su iluminación al amparo de la antropología estructural.

4º.- De los desarrollos existenciales, en cuanto a la tesitura peculiar de la existencia como ser-en-el-mundo.

Para intentar conseguir por fin mediante la conjunción de los diversos datos extraídos de las diversas fuentes del conocimiento una integración unitaria de la dialéctica individuo-colectividad-entorno.

EL IMPULSO PSICOANALÍTICO

Deliberadamente hacemos mención en las líneas que siguen de una serie de datos extraídos del psicoanálisis y que pueden tener un gran valor para la comprensión de la psicopatología desde un punto de vista unitario, limitándolos en el enunciado "el impulso psicoanalítico", por varias razones fundamentales:

En primer lugar porque, a nuestro juicio, una de las características más valiosas del psicoanálisis es precisamente su fuerza *impulsora* en el estudio del devenir interno del ser humano en profundidad, posibilitando la comprensión de los mecanismos psicopatológicos con un sentido dinámico, que brota de los estratos primarios del ser y se mueve en la interioridad del sujeto hacia la superficie.

La fuerza impulsora de las esferas instintivas es tal que es comparable desde el punto de vista psicoanalítico -dentro de la dinámica psíquica total, y particularmente en los desarrollos psicopatológicos- con la fuerza incontenible de las mareas oceánicas, que desde las aguas abismales y primigenias en las cuales están depositados los elementos vitales originarios (que inadvertidos de ordinario constituyen no obstante la base energética de la vida toda) brotan hacia una superficie que cuando aparece encalmada y mansa no permite, bajo su sereno espejo, ver a nuestros ojos más que el brillante y cegador restallido del sol o el pálido reverbero de la luna; pero que ocasionalmente, cuando la galerna estremece sus abismos, percibimos borrosa y empavorecidamente la existencia de fuerzas poderosas, elementales e incontroladas, que amenazan destruir el orden sereno y apolíneo que tan engañosa sensación de estabilidad y equilibrio había producido en nosotros antes de desencadenarse la tormenta.

Ya apuntamos en otra parte de este estudio que el psicoanálisis brotado del contacto inmediato de la clínica y dirigido sustancialmente a desentrañar el devenir vital –que en la interioridad del enfermo subyace por debajo de los síntomas- contribuyó con su poderoso impulso al derrumbamiento de los complejos edificios nosológicos de la psiquiatría kraepeliniana, fosilizados en una catalogación de los síntomas de la clínica entendidos como piedras angulares del trastorno morboso, cuando en realidad no eran más que el término visible y último, muerto ya, de un complicado y azaroso proceso vital que se desenvuelve en los estratos más íntimos, doloridos y profundos del interior del sujeto.

En segundo lugar porque la titulación de los datos psicoanalíticos a considerar en nuestro propósito (el estudio del ser humano, unitariamente, a la luz de una visión dialéctica) de una forma tan definida y concreta -"el impulso psicoanalítico"-, desea poner de manifiesto el hecho de que la utilización de los referidos datos no implica la inclusión en nuestro estudio de la totalidad de los hallazgos, los puntos de vista, las interpretaciones y los desarrollos que el psicoanálisis puede hoy en día ofrecer en lo que se refiere al estudio del devenir vital de los individuos, los pueblos y las colectividades, desde su peculiar trayectoria visual. Tal labor efectuada desde las primicias freudianas hasta nuestros días, se admita o no en su totalidad, posee una carga vital de tal envergadura y, en consecuencia, ha adquirido una proporciones tan vastas que la hacen prácticamente inabarcable e inadecuada por su extensión para un estudio unitario como el que nos hemos propuesto.

En tercer lugar, el epígrafe de este capítulo, y esto acaso sea lo más importante, indica que nuestro propósito es solamente ese: examinar algunos datos extraídos de la visión psicoanalítica en gracia a su inclusión en el esquema dialéctico que utilizamos como instrumento esclarecedor y como aglutinante de una visión unitaria de la dinámica psíquica y psicopatológica, propósito que por otra parte hemos entendido como necesario e ineludible en nuestra hora (bien que podamos cumplirlo parcialmente o no) en razón de la abrumadora confusión que la diáspora metodológica produce -ya lo señalamos al comienzo de este estudio- enfrentada a un suceso vital tan complejo y tan difícilmente aprehensible como es el de la "vida psíquica" del ser humano.

Por otra parte, ya desde determinadas escuelas psicoanalíticas se advierte la necesidad de manejar los puntos de vista del psicoanálisis con una finalidad instrumental, dirigida a comprender la problemática psíquica como algo más que el "yo" intentando mantener su supremacía sobre el "ello" con esfuerzo denodado, y sumisamente estremecido a los mandatos imperiosos del "superyo", según la concepción freudiana. Así, Fromm señala que "el problema clave de la psicología –según su peculiar visión- es el del tipo específico de la relación del hombre con el mundo, y no así el de la satisfacción o frustración (per se) de una u otra necesidad instintiva" (E. Fromm, "Man for himself").

Es claro que el psicoanálisis freudiano conlleva en sí ya desde el principio el concepto de que el hombre es un ser social, pero es también claro que la captación de esa dimensión humana, de una forma amplia, en proporción a su transcendencia, no es efectuada de una manera suficientemente esclarecedora y rigurosa en sus principales y más genuinos desarrollos. Pero, por el contrario, es preciso señalar que la aparentemente desorbitada atención que Freud dedicó a los estratos emocionales e irracionales del sujeto es, a nuestro entender, su más positiva gloria y la expresión más acabada de la profundidad de su pensamiento. La mente consciente del sujeto como prolongación de hondos estratos incoscientes, de profundos y multimilenarios instintos (de vida y especie o, posteriormente, de vida y de muerte en su formulación de Eros y Thanatos), y comprometida a buscar cauces colectivamente aceptados para la expresión de esos instintos y tendencias de tan hondísimas raíces, expresa ya –así lo entendemos nosotros- una concepción unitaria de interdependencia de todos los estratos del ser, y el hecho fina y sagazmente captado de que la dinámica interna del individuo, en lo que hemos venido entendiendo por vida psíquica, se establece a todos los niveles y toma su savia en definitiva de hondas raíces biológicas, para dirigirse hacia el entorno que rodea al individuo y lo condiciona. En concordancia plena con las conclusiones que de una manera rigurosa se pueden extraer cuando se analizan los datos de los diversos caminos de la investigación (bioquímica, histoquímica, neurofisiológica) y que contribuyen al conocimiento de la dinámica interna individual y su integración en la unidad entre contrarios impulso-inhibición. Y en concordia así mismo con la gradual complejidad de los sistemas inhibitorios desde el punto de vista filogenético, tan vinculada a los condicionamientos del medio.

En este sentido son esclarecedoras las siguientes frases de Freud: "Podemos describir un instinto diciendo que tiene un origen, un objeto y un fin. El origen es un estado de excitación del cuerpo y el fin es eliminar esa excitación; en su trayectoria desde el origen hasta la consecución del fin el instinto se vuelve mentalmente activo. Podemos describirlo como una determinada cantidad de energía que se abre camino en una determinada dirección" (New Introductory Lectures). En tales frases en definitiva se pone de manifiesto cómo el concepto freudiano de instinto armoniza plenamente con lo que en la dialéctica impulso-inhibición (que caracteriza desde el punto de vista individual la elaboración práxica tal como señalábamos en la primera parte de nuestra exposición) hemos denominado como "áreas impulsoras" del SNC y que a la luz de los conocimientos científicos actuales están perfectamente definidas tanto desde el punto de vista neurofisiológico como desde el punto de vista histoquímico.

La concepción psicoanalítica sobre el desenvolvimiento de los instintos en el desarrollo ontogénico del individuo, su principalísima atención al influjo de la vida sexual en las distintas etapas de la vida -con la gran importancia que los residuos de los "instintos componentes", orales o anales, dotados de una relativa independencia y que (aún cuando en el ulterior desarrollo del individuo tienden todos a integrarse) en ocasiones persisten en forma de restos, de modos infantiles de conducta, determinando la existencia de perversiones-, así como la interrelación que en el desenvolvimiento armónico o disarmónico de estas fuerzas instintivas posee con el entorno y las represiones que aquel condiciona representan una imagen perfecta y acabada, expresada en otros términos, de la dialéctica interna entendida como impulso-inhibición, ya que los mecanismos inhibitorios antiguos y recientes que hemos descrito al establecer las líneas maestras de la dialéctica interna podrían denominarse mecanismos represivos sin que perdieran su entidad definitoria. Solamente que en los términos psicoanalíticos se pone un énfasis especial en la forma en que el super-yo actúa sobre el individuo concreto y su circunstancia individual, y el término represión alude fundamentalmente a esta peculiar dinámica de origen ontogénico, es decir, en el ámbito de la vida individual. Mientras que por contra cuando nos referimos en el esquema dialéctico interno a los sistemas inhibitorios antagónicos de la impulsión hemos de entender que los "condicionamientos posibles" que aquellos propician abarcan sustancialmente, además de la acción inhibitoria y represora propia de la especie humana, una más extensa y profunda serie de sistemas inhibitorios de estirpe filogenética muy antigua, propios no ya de la singularidad del ser humano en concreto, ni siquiera de la especie, sino de toda la vida animal; y que si bien su carácter elemental y antiguo puede parecer que ha de poseer escasa importancia para la comprensión de las alteraciones psicopatológicas de la especie humana, realmente no es así. El desequilibrio del sistema dialéctico puede establecerse en la base más elemental de los mecanismos que configuran la praxis, y el producto total de la praxis superior característico del ser humano ha de verse morbosamente alterado si los materiales básicos de los que arranca están defectuosamente configurados.

Es menester apreciar no obstante que a una mente tan sagaz como la de Freud no se le podía escapar este hecho de la insuficiencia heurística de los mecanismos represivos sobre el "ello", para una compresión cabal de la vida psíquica. Por lo que tal insuficiencia se ve en cierto modo compensada por los conceptos freudianos sobre la significación de las imágenes oníricas y el pensamiento simbólico, que –independientemente de sus concreciones- nos retrotraen a esferas primarias del individuo enraizadas con primigenias y genuinas formas de elaboración psíquica, ya superadas por la especie en el estado vigil. Y es así comprensible que en cierto modo, como admite el psicoanálisis, las exigencias de un impulso reprimido se manifiesten en el sueño, que es justamente cuando el individuo se expresa y desenvuelve en su estado más original en el sentido de funcionamiento activo y operante de una parcela de su psiquismo perteneciente a los más antiguos estratos, y que en consecuencia puede operar sin censura del yo, pues las formaciones que posibilitan la actuación de este son filogenéticamente más recientes y en ese momento se encuentran en suspenso. En este sentido de estimación de la importancia de elementales esferas primarias del individuo, ancladas en hondísimas raíces colectivas, profundiza más intensamente Jung con sus "formas de elaboración arquetípica".

Es decir, el psicoanálisis expresa en términos psicológicos, de una manera empírica, las existencia por una parte de una dialéctica interna en la cual el instinto es concebido como "una determinada cantidad de energía que se abre camino en una determinada dirección", y la mente consciente del sujeto es entendida como la prolongación sin solución de continuidad de hondos estratos inconscientes; pero la mente del sujeto está desde el punto de vista psicoanalítico subordinada por otra parte a condicionamientos que actúan desde fuera del individuo por los mandatos imperiosos del super-yo.

Y he aquí cómo el psicoanálisis nos coloca en el estudio de la dinámica psicopatológica (y después de haber establecido la gran importancia que para la comprensión de las alteraciones neuróticas tiene el conocimiento de los profundos estratos del ser individual "mentalmente activos") en ese límite impreciso y sutil donde el ser individual se interpenetra y confunde con el medio.

El estudio de esa confusa zona en la que la individualidad se acaba para comenzar a ser colectividad, y hacia la que la colectividad confluye para configurar la individualidad, es lo que va a constituir el objeto del análisis dialéctico del individuo-colectividad-entorno. El ensamblaje de esta peculiar dialéctica vamos a efectuarlo desde varias vertientes doctrinales para, al examinarlo desde distintas perspectivas, intentar comprender su sentido de la forma más amplia y profunda posible. La complejidad del problema es tal que todo intento de aprehensión de una forma unívoca del mismo conduce inexorablemente a una distorsión de la realidad, y por este motivo nos aproximaremos de una forma preliminar a él, sucesivamente desde la investigación fenomenológica, desde la antropología estructural, y desde la analítica existencial, para conseguir posteriormente utilizar cada uno de los datos obtenidos en una concepción unitaria y esclarecedora que nos permita comprender las alteraciones psicopatológicas con un sentido dialéctico, más allá de los límites solipsistas.

LA INVESTIGACIÓN FENOMENOLÓGICA

A partir de la introducción por Jaspers de las concepciones fenomenológicas en la psicopatología y de la aplicación del método, no ya al estudio de problemas ontológicos sino ónticos, y por tanto encaminado el método fenomenológico a la descripción de los fenómenos que se nos da determinada y concretamente en la clínica, o sea, en cada enfermo, la huella que el método dejó en su aplicación a la clínica fue en su tiempo de gran trascendencia. No es posible aún hoy día desconocer la importancia que tuvieron los trabajos de la escuela de Heidelberg en el aislamiento de los síntomas primarios de la esquizofrenia (Grühle, Mayer-Gross), ni los de K. Schneider, al que la influencia muy visible del intuicionismo emocional de Max Scheler confirió peculiares matices en lo que se refiere a los sentimientos vitales y su alteración en la psicosis maniaco-depresiva. Así como la integración en la clínica de los conceptos de comprensibilidad o incomprensibilidad de los síntomas, o la distinción a partir de Jaspers de los procesos y los desarrollos psicopatológicos. A pesar de lo cual parecía, durante un considerable lapso de tiempo, que la utilidad instrumental de la fenomenología como método de penetración en los problemas psiquiátricos había perdido su fuerza inicial originaria.

Es nuestro propósito efectuar un replanteamiento del método fenomenológico desde puntos de vista científicamente rigurosos, que nos puedan conducir a desarrollos más ricos, profundos y vivificadores del mismo, que estimamos tiene gran parte de sus posibilidades en cierto modo inéditas.

La alteración de los conceptos originales siempre la hemos estimado como peligrosa para la claridad de los problemas a los que apliquemos el contenido de aquellos. Es por esto que vamos a partir en nuestro estudio de conceptos puramente fenomenológicos, claramente delimitados, que excluyen "per se" todo tipo de confusión conceptual; de este modo no podemos asimilar expresiones tales como "fenomenología psicológica" u otras análogas; la fenomenología no puede ser otra en todos los casos que "fenomenológica", viene definida por su objeto (el fenómeno) y tiene un método propio de estudio: la intuición (del mismo modo que la psicología estudia el sujeto, y el conocimiento de sus problemas es necesario abordarlo con el método discursivo-racional, ya tome sus datos de partida de hechos recogidos experimentalmente, ya hayan llegado a nuestro poder por intuición fenomenológica).

Pero conviene aclarar un punto fundamental para la comprensión más clara de los alcances y posibilidades del método fenomenológico en la investigación psicopatológica: Antes hemos dicho que los problemas que el psiquiatra puede estudiar mediante la aplicación de la fenomenología son de orden óntico y no ontológico, pues en este último caso cae en el ámbito de la filosofía pura; ahora bien, en esto estriba la diferencia como método de investigación psiquiátrica, y precisamente ahí debe de parar la divergencia, y solamente referida a este hecho se puede admitir la frase que en su día pronunció Grühle "digo esto fenomenológicamente hablando, pero no en el sentido de Husserl". Veamos: en la obra "Investigaciones lógicas" y en su segunda edición (sobre la cual se hizo la traducción española de la Revista de Occidente) dice Husserl: "Todo lo que se nos ofrece originariamente en la intuición debe de ser tomado sencillamente tal como se nos da, pero también los límites en que se nos da". La fenomenología no puede ser una teoría "explicativa" sino una pura descripción de fenómenos; será pues una ciencia eidética, descriptiva de las vivencias intencionales. Toda labor científica precisa -para cualquier intento de explicación- la aplicación preliminar de un método riguroso de descripción; la fenomenología puede, puesto que estudia el acto psíquico fundamental, proporcionar el terreno descriptivo para el análisis científico riguroso posterior de la psicopatología.

Hemos señalado de principio la importancia que la fenomenología -aplicada al estudio de la psicopatología en cuanto método descriptivo- tuvo en un momento histórico de la ciencia psiquiátrica. Fue la aparición de los métodos fenomenológicos en gran parte (confluyendo por otro lado con el análisis del devenir interno de la vida psíquica del enfermo, subyacente por debajo de los síntomas, efectuado por las técnicas psicoanalíticas brotadas del empirismo de la clínica) lo que en el primer cuarto de siglo comenzó a cuartear el complejo edificio nosológico kraepeliniano al establecer como fundamento de la clínica psiquiátrica, no los síntomas externos que el enfermo exhibía, sino las vivencias morbosas que configuran el paisaje interior en el cual el enfermo se desenvuelve. La aprehensión de las vivencias del enfermo se instaura como objetivo capital, y la captación del carácter morboso de las mismas va a marcar en cada caso una serie de posibilidades de orden nosológico y clínico.

Ahora bien, la fenomenología es una ciencia puramente descriptiva de las vivencias intencionales pero no es correcto suponer que su carácter descriptivo se limite a una mera notación seriada de las vivencias que vamos intuyendo. Esto no es más que el paso inicial o más simple de dicha labor descriptiva. La descripción del fenómeno psíquico amparada en esa concepción de lo que sea fenomenología es ya completamente estéril; ciertamente que el mero hecho de la introducción en psicopatología del concepto de "vivencia" produjo ya abundantes frutos. Bástenos citar el criterio de incomprensibilidad de los síntomas mediante el cual fue posible rectificar señalados errores que las clasificaciones clínicas poseían en los tiempos en que Kraepelin ocupaba una posición alzaprimada en el pensamiento psiquiátrico, y merced al cual nos es posible determinar en muchos casos en nuestra labor diaria el carácter de proceso o de simple desarrollo de muchos cuadros clínicos, y en su virtud nos permite hacer en multitud de enfermos un diagnóstico precoz con las trascendentes consecuencias que esto implica para el curso posterior de la enfermedad.

Pero es indudable también que esta faceta primaria de la fenomenología ha dado de sí todo lo que admiten sus posibilidades, de modo y manera que la investigación fenomenológica llegó en un momento dado a un punto muerto que se manifestaba en la línea más ortodoxa -representada por la escuela de Heidelberg con Grühle y Mayer-Gross a la cabeza- en la discrepancia descriptiva de los síntomas primarios de la esquizofrenia. Y es también la limitación del método fenomenológico (considerando su carácter descriptivo como una mera notación de superficie, o notación de las vivencias o series de vivencias con sus enlaces externos sin penetrar en lo que verdaderamente sería la auténtica función descriptiva del método, es decir, la descripción de la estructura y dinámica de las vivencias) lo que llevó a Zucker –representante de otra línea caracterizada de la investigación fenomenológica- a considerar trascendentes y exclusivas las alteraciones del componente "noético" o formal de las vivencias, y por ende lo referente a su tiempo de paso en la conciencia actual, olvidando que lo verdaderamente importante es en realidad la cualidad o esencia de las vivencias, y la indudable primacía que en las vivencias originadas por la enfermedad ha de tener la alteración del componente "hylético" o sensual de las mismas.

Pero la verdad radical y venturosa es que a pesar del punto muerto a que se llegó en virtud de esta consideración tan restringida del carácter descriptivo de la fenomenología, como mera notación seriada de vivencias, y el olvido de la auténtica descripción en profundidad de las mismas, las posibilidades vivificadoras del método fenomenológico como contribución a una psicopatología más rigurosa están en el momento actual prácticamente inéditas.

Delimitación de conceptos

En nuestro modo de enfocar el problema vamos a intentar

apurar el rigor intelectual y metódico, de donde ha de surgir –así lo esperamos- la vigorosa carga de penetración descriptiva que nos proporciona unas nuevas dimensiones fenomenológicas del acto psíquico fundamental, que han de servir de base para una mejor comprensión de los problemas a estudiar por la psicología, y por ende por la psicopatología, desde un punto de vista actual.

La psicología no es la ciencia de la conciencia sino la ciencia del sujeto, del mismo modo que la lógica sería la ciencia del objeto de la conciencia en sus relaciones trascendentes al sujeto (los pensamientos), y las ciencias empíricas serían las ciencias de la variedad de objetos posibles de conciencia, aparte de los pensamientos.

La conciencia pura, fuera de sus dos términos –sujeto y objeto- es estudiada por la fenomenología.

Un contenido de conciencia para ser vivenciado debe ser escogido entre los contenidos actualmente ofrecidos a la conciencia. Debe de ser determinado por la intencionalidad, y es precisamente por esa intencionalidad por lo que se realiza la constitución del objeto del conocimiento. Este carácter de "intencionalidad" de las vivencias es lo que nos hace considerar el valor de la fenomenología dirigida hacia el contenido de los síntomas psiquiátricos.

Partimos pues en el estudio de las vivencias morbosas que se dan en los enfermos mentales, y en la aplicación de ese estudio al esclarecimiento de los problemas nosológicos, de dos premisas que son fundamentales: a) Una mayor exactitud de los conceptos, si se quiere conseguir en la aplicación de los métodos el necesario rigor científico para una utilización más eficaz; y por otra parte b) La conveniencia de la orientación del estudio de las vivencias hacia el contenido de las mismas, buscando la razón de ser de un contenido determinado, el cual ha de tener gran trascendencia dado el carácter de intencionalidad que posee todo acto vivencial.

La primera etapa de nuestros estudios fenomenológicos y su aplicación a la psiquiatría fue el análisis de las vivencias morbosas que se dan en el enfermo esquizofrénico, cuya posición preeminente respecto al interés que en proporción a otras psicosis despertaba en nuestro ánimo hizo casi ineludible su elección como objeto de estudio. Dos pilares fundamentales sustentaban ese elevado interés: La esquizofrenia era –y es aún hoy en día- el magno problema de la psiquiatría, y es precisamente la hondura del enigma que para nosotros representa lo que hacía más deseable su conocimiento pleno. Ya hemos visto en la primera parte de este estudio cómo la aportación efectuada al conocimiento de la enfermedad por los diversos caminos de la investigación, dentro de la dinámica interna individual, presentaba en cuanto a datos auténticamente válidos un bagaje de hechos muy precario en proporción a los datos obtenidos en otros cuadros psicóticos. Pero es que además si consideramos que la enfermedad se mueve y prolifera por fuera de los límites solipsistas, en un ser humano incluido en un entorno con el cual inexorablemente se encuentra interpenetrado en una peculiar dialéctica, el singular carácter de extrañeza que caracteriza a estos enfermos hace más inescrutable el conocimiento de esta totalidad humana estremecedora que es el enfermo esquizofrénico. Y es la esquizofrenia una enfermedad en la que, por otra parte, la desolación y el desvalimiento de estos sujetos tan singularmente marcados nos acucia hacia el conocimiento de sus males, y nos mueve a un esfuerzo para perfeccionar incesantemente la eficacia de nuestra ayuda, única que les cabe esperar en el pavoroso existir de su enfermedad.

Pero lo que comenzó como un camino de investigación fenomenológica a propósito de un estudio de la clínica de la esquizofrenia, inexorablemente y sin nosotros proponérnoslo, hubimos de ir ampliándolo a diversos grupos de psicosis. Súbitamente, en el curso de nuestra línea inicial de trabajo y sin deliberado cambio de dirección por nuestra parte, nos encontrábamos enfrentados de forma sorprendentemente ineludible con la necesidad de ir ampliando nuestro campo de investigación más y más cada vez, y, en el transcurso del tiempo, fue germinando nuestra concepción actual de la fenomenología de las psicosis.

Esta necesidad de ampliación de nuestro campo de estudio fue determinada en parte por exigencia inexcusable de la clínica, en la que la presencia de las psicosis mixtas -que cada vez con más frecuencia se cruzaban en nuestro camino- nos iba obligando a considerar de forma sucesiva, y a medida que se presentaban, la existencia de otros factores dependientes de otros grupos de psicosis y que, enclavados en el proceso esquizofrénico, era preciso valorar y determinar exactamente en cuanto a su intervención en la fenomenología peculiar del cuadro clínico.

Al mismo tiempo que ampliábamos nuestro campo de investigación se nos iba haciendo patente la necesidad imperiosa de esforzarnos en determinar, de modo radical, qué y hasta dónde podíamos exigirle a la fenomenología y qué representaba esto dentro de la psicopatología, pues fue a nuestro juicio la inadecuada utilización del método lo que determinó el estéril estancamiento de un camino de investigación que, por su precisión y hondura, requiere las máximas exigencias de cuidado en su manejo.

El método fenomenológico solo puede proporcionarnos una descripción del fenómeno del conocimiento; en consecuencia tiene solo una misión preparatoria: su misión no es la solución de los problemas pendientes en psicopatología sino conducirnos hasta ellos. Sí puede y debe, sin embargo, la fenomenología descubrir los problemas que se presentan o pueden presentarse en el fenómeno del conocimiento, de la *vivencia*. Una vez que nos hemos percatado de dichos problemas, y a partir de ahí, rebasamos los límites de la fenomenología e iniciamos el intento de explicación de dichos problemas introduciéndonos de lleno en la interpretación psicológica, que puede ser efectuada a la luz de las aportaciones estructurales, existenciales y analíticas, para obtener un conocimiento válido de las correlaciones dialécticas individuo-colectividad-entorno y sus posibles disarmonías, que es en definitiva lo que condiciona una visión acabada de nuestro devenir vital y sus alteraciones morbosas.

Investigación fenomenológica básica. Análisis de la vivencia con particular dedicación a la vivencia psicótica

La vivencia es el acto psíquico fundamental, constituye el elemento más simple y la unidad más íntima dentro del proceso de extraordinaria complejidad que es el suceder anímico del ser humano. Su estudio y descripción posee para la psicopatología una importancia trascendental en todo caso, y muy particularmente en el enfermo psicótico por las dificultades que en los mismos presenta el referido estudio.

El aislamiento de la vivencia pura originaria, que de una manera directa e inmediata brota en la intuición del enfermo vinculada al proceso psicótico, tiene una importancia capital.

Los cuadros clínicos constituidos nos ofrecen un conjunto de síntomas, de vivencias, de ordinario incomprensibles para nosotros: Esas construcciones vivenciales secundarias se resisten a una reducción fenomenológica consideradas en sí mismas; sometidas a un análisis fenomenológico las vivencias de los enfermos psicóticos son incomprensibles pues nos falta la vivencia morbosa originaria a partir de la cual podríamos (si existiera en nuestra experiencia vital interna) comprender su desarrollo. Este es el punto central, así como con el método analítico, surgido de la clínica de los trastornos neuróticos, es posible la captación más o menos fiel (según la sagacidad del psicoanalista) del devenir interno y sus múltiples avatares, hasta quedar plasmado en la sintomatología que el sujeto exhibe en el cuadro clínico; la presencia de los síntomas psicóticos se nos muestra como algo impenetrable e imposible de comprender en su totalidad si no poseemos la vivencia morbosa vinculada al proceso, que extiende sus raíces hasta la entraña misma del ser biológico del enfermo, alterado sustancialmente en su dialéctica interna. Si queremos acercarnos a su total comprensión tendremos en este caso que aislar la vivencia psicótica, es decir, efectuar un proceso de reducción fenomenológica hasta dar con aquel acto vivencial que aparece en la intuición de una forma genuina y que no es posible considerar derivado de ninguna otra cosa que no sea el proceso; ahora bien, el carácter *extraño* de esta vivencia morbosa psicótica hace que las series vivenciales originadas a partir de ella sean ajenas a nuestra experiencia interna. De este modo cuando hablamos de "reducción fenomenológica" aplicando este concepto al aislamiento de lo que es dado originariamente en la intuición no entendemos esta reducción como un "revivir" de toda la serie vivencial hasta llegar a aquello que fue dado en la intuición de forma original, pues esta reducción no es asequible a nosotros. El camino a seguir en la reducción de estas vivencias psicóticas tiene una dirección inversa:

1º.- Constatar el acto vivencial en sí, y mediante un análisis riguroso y metódico de él determinar las posibles anomalías en el suceder normal de este acto vivencial.

2º.- Por el análisis de estas anomalías posibles del acto vivencial ver si a partir de ellas nos es asequible la comprensión de los síntomas.

Análisis en profundidad de la vivencia

Si efectuamos un detenido examen del acto vivencial veremos que el estudio del fenómeno psíquico puede hacerse: 1º. En su estructura; 2º. En su dinámica.

Estructura de la vivencia.- Una atenta autorreflexión nos va a mostrar cómo en el acto vivencial más simple y elemental, en el que aparentemente nos parece encontrarnos con lo más primario, lo más genuinamente originario y germinal, el elemento último (o primero) y más sencillo en el complejo proceso del pensamiento humano, existe una estructuración interna en la cual coexisten, o existen a su vez, dos modos de vivencias: Una de ellas esencial, inmanente y extratemporal, la cual está constituida por la esencia de la propia conciencia y se da a sí misma en todo acto de intuición; su carácter extratemporal se manifiesta porque es lo que permanece siempre en todo proceso exhaustivo de reducción fenomenológica. Existe un segundo modo de vivencia que conjuntamente con el carácter de inmanente a toda vivencia posee el de trascendencia, lo cual es paradójico solo de forma aparente pues su carácter trascendente se manifiesta en su estar actual o potencial en la conciencia; es decir, la principal característica de esta segunda subvivencia desde el punto de vista de su permanencia en la conciencia la constituye la temporalidad.

El primer tipo de vivencia es esencial para la aparición del segundo, sin cuyo soporte esta segunda parte no se puede dar. Supongamos para la comprensión del modo de correspondencia mutua que poseen estas vivencias o "subvivencias" el siguiente ejemplo, en el cual se pueden observar un modo de dependencia y relación análogo al que queremos exponer:

Si nos suponemos rodeados de múltiples objetos materiales pero sumergidos en una completa oscuridad, la súbita aparición de la luz hace que se manifieste ante nosotros la diversidad de accidentes externos, que en las tinieblas nos circundaban del mismo modo que cuando hecha la luz son ya patentes a nuestra conciencia. Colocados en las peripecias y circunstancias externas más dispares y rodeados por tanto de distintos objetos materiales y sensibles se hace imprescindiblemente preciso –para que se hagan patentes a nuestros ojos los objetos que nos rodean- la coexistencia originaria y prístina de la luz, y para que poseamos la visión de un objeto externo es imprescindible no solo que exista la luz sino que la veamos, y vemos los objetos porque simultáneamente vemos la luz, pues la visión de esta es esencial e inmanente a la visión de cualquier objeto. Es en realidad, en el sentido de su importancia, la visión de la luz el acto primero y esencial para que la función óptica sea posible, y sobre este primer acto se construye efectivamente el acto total y acabado de la visión de cualquier objeto, constituyendo sin embargo todo acto de visión un acto perfectamente homogéneo y simple.

De la misma manera, si estudiamos la vivencia mediante la autorreflexión tratando de aprehender los rasgos generales de su estructura, vemos que en toda vivencia lo que se da más directamente en la intuición es la esencia de la propia conciencia al vivenciar algo, "al darnos cuenta de algo"; lo que se produce de una forma primaria y elemental es el "darnos cuenta", la presencia en la intuición de nuestra propia conciencia que posee carácter inmanente y extratemporal. Este "darnos cuenta" es imprescindible para "darnos cuenta de algo", consituyéndose así la arquitectura del segundo tipo de vivencia por la superposición sobre la primera de un nuevo acto de intuición mediante el cual poseemos el sentido de ese "algo", estando de este modo todo acto vivencial constituido en realidad por dos vivencias o "subvivencias" inseparables: Una, subyacente, primaria y esencial inmanente; y otra compuesta por la adición a ésta de un nuevo dato: el "algo" aparecido en la intuición cuando "nos damos cuenta de algo". Este "algo", a diferencia de la vivencia de la propia conciencia ("el darnos cuenta") es variable y múltiple, es trascendente en sí; el "algo" que vivenciamos es distinto en cada ocasión y por su adición a la vivencia de la propia conciencia se produce el segundo modo de vivencia, la cual es constantemente cambiable. Este segundo modo de vivencia, esta vivencia acabada, constituye -al igual que el acto de visión de un objeto- un acto perfectamente simple y homogéneo.

Dinámica de la vivencia.- La vivencia es, como sabemos, el acto psíquico fundamental. La vivencia es siempre vivencia de algo; ese algo no es la vivencia misma, es simplemente eso: el algo que vivenciamos. Si poseemos la vivencia de "darnos cuenta de ser de noche", el ser de noche es el algo que vivenciamos pero no es en modo alguno la vivencia: es el "objeto" de la vivencia. Toda vivencia posee pues un objeto, pero esta vivencia se produce en nosotros, luego en toda vivencia existe también un sujeto. Si en toda vivencia existe un dualismo irreductible representado por el sujeto y el objeto, y ninguno de ellos es la vivencia, ésta es algo distinto de ambos pero que en cierto modo y de alguna manera les une, ya que entre la infinita cantidad de objetos posibles (reales o ideales) en cada vivencia concreta existe una cierta relación entre un objeto determinado y el sujeto. Al "darse cuenta de que es de noche" existe una cierta aproximación o relación entre el sujeto que se da cuenta y la noche y no entre el sujeto y una silla o entre el sujeto y otro objeto cualquiera. Es decir, en cada vivencia encontramos frente a frente la conciencia del sujeto y un objeto, y en una vivencia determinada encontramos enfrentados el sujeto y el objeto. Entre estos dos términos de la serie tiene que surgir indudablemente una dinámica que determine la existencia de la vivencia. Si colocados frente a frente permanecen estáticos, si no se establece entre ellos ninguna relación, si nada cambia en el sujeto y nada acontece en el objeto, no hay vivencia, ya que como el estar frente a frente no se refiere a relación de espacio físico ni de distancia es evidente que a veces "estamos frente" a un objeto que está a inmensa distancia o que no es mensurable por no ser un objeto físico. En el caso de que no fuera necesaria esa relación dinámica que surge entre sujeto y objeto para la vivencia tendríamos que estar vivenciando constantemente y al mismo tiempo todos los objetos posibles.

Si vivenciamos en un momento determinado "algo", se establece una relación entre ese "algo" y nosotros, relación que no se establece con otros "algos" en aquel determinado instante. Colocados así frente a frente el sujeto y el objeto ¿cuál es la dinámica del fenómeno psíquico?, ¿cómo surge la vivencia? Vamos a examinar los dos términos, sujeto y objeto, para ver si nos es posible descubrir la dinámica de la relación que los une.

Si eliminamos al sujeto vemos que su función consiste en aprehender al objeto, así como la de éste consiste en ser aprehensible y aprehendido por el sujeto. En esta aprehensión el objeto no es arrastrado, empero, dentro de la esfera del sujeto sino que permanece trascendente a él. No en el objeto, sino en el sujeto, cambia algo por obra del fenómeno psíquico. En el sujeto surge una cosa que contiene propiedades del objeto: surge una imagen del objeto.

Visto desde el objeto, el fenómeno se muestra como la transferencia de algo al sujeto: la transferencia de su imagen. Para que esto sea posible es evidente que el sujeto tiene que comportarse receptivamente frente al objeto, pero al mismo tiempo la conciencia contribuye a engendrar la imagen del objeto de modo que la vivencia presupone la existencia de estos dos factores por parte del sujeto: receptividad hacia el objeto y espontaneidad y actividad hacia la imagen del objeto. Estos dos factores definen, pues, la intervención del sujeto en la aparición de vivencias, es decir, la forma de participación del sujeto en la dinámica de las mismas. Como consecuencia de esta especial tesitura surge la vivencia, la cual hemos descrito como dotada de una estructura en la que subyacen a su vez dos modos de vivencia distintos: Una primera, esencial-inmanente (vivencia de la propia conciencia), y una segunda, construida sobre aquella por la fusión de las dos mediante la adición de un "algo" (un objeto, o mejor una imagen).

Teniendo en cuenta estos datos que la investigación fenomenológica nos proporciona, las vivencias morbosas originariamente derivadas de una manera directa e inmediata de la intervención del proceso podrían depender en sus peculiaridades de alteraciones primarias, bien en su estructura, bien en la dinámica de su producción.

El aislamiento de la vivencia pura originaria, directamente determinada por la enfermedad en la intuición del enfermo, es de importancia capital. Los cuadros clínicos ya constituidos exhiben en las psicosis un conjunto de síntomas incomprensibles para nosotros en gran parte. Estos síntomas, estas vivencias secundarias, nos ofrecen el panorama externo del desenvolvimiento anímico de un sujeto que efectúa sus procesos mentales con un material primariamente alterado. Por eso en muchos casos aun cuando intentamos comprender los síntomas que el enfermo exhibe ante nosotros, no nos es posible; pero si fuera factible poseer en nuestra experiencia interna, en cada caso, la vivencia morbosa originaria, cuyas anomalías no se pueden considerar derivadas de ninguna otra cosa que no sea el proceso, nos serían con toda certeza comprensibles los síntomas del enfermo como términos finales de series de vivencias secundarias que sucesivamente van determinando nuevas y distintas modulaciones plásticas en las manifestaciones clínicas, y cuya anomalía y diversa originalidad depende en todas ellas no del síntoma constituido en sí, sino del primer término de la serie, es decir, la vivencia originariamente morbosa, alterada dinámica y estructuralmente.

Son, pues, no los síntomas del cuadro clínico constituido sino las alteraciones originadas directamente por la enfermedad, en la dinámica o en la estructura de las vivencias, del fenómeno psíquico, las que tienen un extraordinario interés. Y en consecuencia vamos a analizar sistemáticamente las anomalías posibles tanto en la estructura como en la dinámica de las vivencias, para posteriormente poder incluir los datos obtenidos en la expresión clínica.

Alteraciones de la estructura de la vivencia.- En lo que se refiere a la estructura de la vivencia vemos que el primer modo de vivencia descrito -el "darse cuenta", la vivencia de la propia conciencia- dado su carácter inmanente-extratemporal hace que su cualidad esencial no pueda cambiar ni ser sustituida por otra, sino que su esencia, su modo, su "cualidad de ser" es siempre la misma, y solamente podrá presentar alteraciones patológicas de tipo cuantitativo, las cuales a su vez determinarán una claridad y vigor intuitivo de los estados vivenciales mayor o menor de lo normal, lo cual se puede presentar como síntoma de múltiples enfermedades. Así, una alteración cuantitativa en el sentido de disminución se encuentra en todos los procesos orgánicos cerebrales incluidos en el concepto de "demencias orgánicas", en las "demencias subcorticales", en el síndrome apálico, en los estados confusionales, en las crisis epilépticas con pérdida o disminución de la conciencia y en multitud de cuadros clínicos en los que participan procesos orgánicos cerebrales. Y una alteración cuantitativa en el sentido de aumento se aprecia en ciertas fases maniacas de la psicosis maniaco-depresiva, y en los cuadros maniformes de diversos orígenes, bien tóxicos o de base orgánica.

En la segunda forma de vivencia o subvivencia se podrían dar dos tipos de alteraciones que derivan de su carácter trascendente, es decir, de su posibilidad de cambio, de la constante variación del "algo" que vivenciamos, y son:

De temporalidad.- Estarían dadas por la anormal fugacidad (como ocurre en la fuga de ideas y estados confusionales) o excesiva magnitud de su estancia en la conciencia actual (melancolía, pensamiento enequético, síndromes obsesivos).

Cualtitativas.- Que se darían cuando adquieren carácter actual "vivencias" "extralímites" (por fuera del círculo de vivencias potencialmente asequibles al sujeto sano), en forma de vivencias no asequibles a nuestra comprensión. El "algo" que vivenciamos al "darnos cuenta de algo" es el paso a nuestra intuición actual de un algo del cual poseemos el sentido, la esencia. Aquellos hechos que vivimos de los cuales no poseemos el sentido no pasan a nuestra intuición, son *vivencias potenciales extralímites*. Es preciso considerar que los hechos que vivenciamos solo son parte de los hechos que vivimos, y están posibilitados por los "condicionamientos posibles", como veremos al estudiar la dialéctica del ser en función de las estructuras. Por ejemplo, si un pintor y un labriego salen al campo juntos al atardecer ambos viven los mismos hechos, pero vivencian cosas muy distintas: el pintor vivencia la belleza del claroscuro, la plástica o el colorido del paisaje, mientras que el labriego vivenciará la vitalidad de las plantas, el grado de humedad y fertilidad de la tierra o la necesidad acuciante de su faenar. En términos más absolutos podemos afirmar que, de la infinidad de hechos que vivimos, aquellos de los cuales no poseemos el "sentido" no pasan a nuestra intuición, son vivencias potenciales extralímites. Una grave y persistente alteración cualitativa de éste tipo es peculiar de los procesos esquizofrénicos, y de ella deriva el singular carácter de extrañeza que exhibe la clínica de esta enfermedad. Igualmente, en el fondo de muchos síntomas psicóticos -tales como perplejidad, humor delirante, alteraciones del pensamiento, etc.- subyace la existencia de una alteración vivencial cualitativa de la vivencia inmanente-trascendente, el "algo" que vivenciamos.

Alteraciones de la dinámica de la vivencia.- Si analizamos la dinámica del fenómeno psíquico en cuanto a la tesitura del sujeto en el acto de la vivencia tendremos las posibles alteraciones:

Alteraciones de la receptividad ante los objetos.- Es posible, en primer lugar, un aumento de la receptividad: El aumento del número de "objetos" que pueden pasar a nuestra intuición en forma de vivencias determina, por una parte, una gran variabilidad de las vivencias, y por otra el que las posibilidades vivenciales se extiendan a más amplios límites (en sí, a esta alteración no podemos adjudicarle carácter patológico, si bien si coexiste secundariamente, por ejemplo, con un trastorno de la temporalidad de las vivencias -una anormal caducidad- puede determinar la aparición de trastornos patológicos tales como fuga de ideas).

La receptividad puede estar también disminuida, abarcando un número muy limitado de "objetos". En la clínica nos es posible observar esta receptividad disminuida y, por ende, la limitación de las vivencias y subsiguientemente del curso del pensamiento a límites muy reducidos, de forma primaria en las oligofrenias y secundariamente en todos los estados demenciales (téngase en cuenta que al decir "objetos" nos referimos a objetos reales o ideales, con existencia física o no; es decir, "objetos de vivencias", y no solo a objetos sensibles, los cuales en la extraordinaria complejidad de las posibilidades del suceder anímico representan una porción exigua).

Alteraciones de la actividad hacia la imagen.- La actividad ante la imagen supone la inclusión en los datos tomados del objeto de elementos procedentes del sujeto; con la fusión de ambos se construye la vivencia. La actividad ante la imagen puede alterarse en el sentido de hiperactividad o en el de hipoactividad. La hiperactividad ante la imagen acaso sea la alteración vivencial más frecuente y genuina de la fenomenología de las psicosis, y también es una alteración cardinal en la génesis de los desarrollos psicopatológicos y trastornos neuróticos, y desde luego existe siempre en la fase aguda de cualquier enfermedad. Esta participación masiva de elementos subjetivos la encontramos particularmente intensa en los procesos psicóticos agudos, y según el tipo de alteración en cuanto a la estructura de la vivencia con la cual coexista determinará los más variados síntomas: si coexiste por ejemplo con una alteración cualitativa de las vivencias -en el sentido que antes hemos expuesto de "vivencia extralímite", de un "algo", de un objeto del cual el enfermo no posee el "sentido"- determinaría por la adjudicación a ese "algo" de un sentido falso, de una intencionalidad postiza, la aparición de un delirio mediante la construcción de series vivenciales secundarias, impregnadas todas ellas de hiperactividad del sujeto.

Si la hiperactividad es masiva y repentina sobre una vivencia concreta determinará la aparición de alucinaciones o pseudoalucinaciones ilusorias, según se efectúe la impregnación de subjetividad sobre una vivencia cualitativamente anómala o sana en su estructura. Análoga intervención de subjetividad en el sentido de hiperactividad en la formación de imágenes se encuentra en los "falsos reconocimientos" de la manía y otros cuadros psicóticos agudos.

Así mismo, en la psicosis maniaco-depresiva existe un desmesurado aumento de la hiperactividad del sujeto hacia la imagen del objeto. Fenomenológicamente se observa en la melancolía una disminución en la receptividad de los objetos: éstos se encuentran comprimidos y circunscritos a un número cada vez más restringido y en límites progresivamente más exiguos a medida que la fase melancólica adquiere más intensidad. En la manía se observa, por el contrario, una ampliación de la receptividad ante un número posible de objetos de vivencias, cada vez de más amplios límites. En los capítulos de la primera parte de este estudio dedicados a la dialéctica interna de la psicosis maniaco-depresiva establecíamos el desequilibrio cuantitativo del esquema impulso-inhibición como un determinante de esta enfermedad, con refuerzo de los sistemas inhibidores en la melancolía y debilitación de los mismos o refuerzo compensatorio de las áreas activadoras en la manía, y establecíamos la relación entre el colorido afectivo y los sustratos histoquímicos que lo determinan, dentro de este peculiar desequilibrio. Naturalmente, el refuerzo rígido de los sistemas inhibidores es concordante con la disminución de la receptividad a los objetos en la melancolía, y la debilitación de los sistemas inhibidores o exaltación de las áreas impulsoras en la manía concuerda así mismo con la característica fenomenológica de aumento de la receptividad a los objetos. Ahora bien, ambos cuadros clínicos nos exhiben unas vivencias hondamente cargadas de afectividad, impregnadas de sentimiento (del sujeto, naturalmente), lo cual demuestra que desde el punto de vista fenomenológico lo que une a estos dos síndromes es fundamentalmente la hiperactividad del sujeto hacia la imagen de los objetos. Es conveniente aclarar que si bien la manía representa un desequilibrio cuantitativo, en el sentido de debilitación de los sistemas inhibidores o exaltación de las áreas impulsoras, este peculiar desequilibrio es distinto del que sustenta la comicialidad, ya que en la manía la debilitación relativa de la inhibición –o predominio de la impulsión- se produce de forma fásica y como reacción compensatoria a una desusada inhibición de la fase melancólica, en un intento desmesurado de restablecer el equilibrio; mientras que la debilidad de los sistemas inhibitorios que cualifica a la comicialidad es un factor permanente, muy verosímilmente ligado a una constitución morbosa de los sistemas inhibidores y con una base histoquímica bien distinta, como ya fue expuesto al hablar de estos problemas.

LA ANTROPOLOGÍA ESTRUCTURAL

Desde el punto de vista que interesa a nuestro propósito hemos de arrancar de las primeras nociones de estructuras en la vida anímica desarrollada, cuyo concepto se encuentra ya implícito en Dilthey. Posteriormente la noción de estructura se encuentra más perfeccionada en Eduardo Spranger, para renacer con nuevos matices y desde presupuestos doctrinales distintos en los últimos tiempos en el estructuralismo, que encuentra su foco de difusión en Francia con aportaciones muy importantes por parte de Levi-Strauss, Althusser y Foucault fundamentalmente.

El desarrollo de los conceptos de "estructuras", si bien que impliquen desde la vertiente filosófica y cultural actitudes muy diversas por su método e ideología, es de una importancia capital para la comprensión del devenir psíquico o psicoafectivo y su interpretación en relación con el entorno, no solo considerados el individuo y su entorno en un corte transversal -aquí y ahora- del ser y sus condicionamientos actuales, sino en lo que se refiere, como entiende Lévi-Strauss, a la importancia del factor histórico y dinámico. Y como analiza el mismo Althusser –que, desarrollando una idea de Marx, pone de relieve el condicionamiento humano- por el conjunto estructural en el cual se integra la historia.

Ya para Eduardo Spranger el concepto de comprender iba más allá de la capacidad de aprehender las vivencias del alma individual. Desde el punto de vista estructural no se trata ya del concepto de comprender que hemos manejado en el aislamiento y analítica de las vivencias morbosas, sino de la posesión de su sentido como elemento incardinado en un conjunto, en una estructura de condiciones de posibilidad que trasciende de los límites individuales, que intenta la aprehensión del sujeto incrustado en una colectividad condicionada por un pasado histórico y proyectada hacia un futuro. Desde el punto de vista que interesa a nuestro estudio, el comprender descansa en la captación de las formas categoriales de conexión del pensamiento, de los nexos de sentido que el pensamiento estampa en el material empírico de las vivencias internas ordenándolas. Con arreglo a esto, el espíritu subjetivo del ser individual aparece configurado y condicionado en alto grado por la existencia de una serie de "valores" (Spranger) de índole supraindividual (economía, ciencia, arte, religión, estado y sociedad). Pero estos valores normativos trascendentes, a los cuales de hecho se podrían añadir otros, no viven de antemano en el individuo de manera consciente. Para comprender al individuo necesitamos saber *más* de lo que el mismo sabe, pues hay direcciones de sentido supraindividuales que condicionan la vida subjetiva, sin caer en la experiencia subjetiva de sentido.

Por ejemplo, el juego de un niño, si lo comprendemos como ejercicio realizado en función de actividades futuras de importancia vital, captamos un "complejo de sentido trascendente" que va mucho más allá de lo que él vivencia realmente en el juego. Vemos pues que -ya desde los primeros conceptos de la existencia de estructuras- la comprensión de la interioridad anímica de un individuo en singular no se puede limitar a la reproducción intuitiva de las vivencias y los actos subjetivamente limitados al individuo en singular (ni aun añadiendo a nuestro conocimiento del individuo la captación de complejos de motivación, surgidos de las profundidades subconscientes de su autovivir, en cuya investigación se ha ocupado el psicoanálisis y la psicología profunda). Ni la simple biología puede ya contentarse con la admisión de una mera teoría inmanente del organismo en singular, pues el ser individual extiende las raíces de su autovivir profundo a estructuras y condicionamientos que son patrimonio de la especie, y apunta su proyección vital a algo que está "sobre" él, el devenir futuro de la sociedad.

La concepción de la dinámica psíquica hay que concebirla con un sentido dialéctico. La vida psíquica hay que comprenderla como un despliegue del devenir anímico individual, desde dentro (del acontecer subjetivo nutrido en lo profundo por recias raíces colectivas) en el espíritu objetivo de cada época. Cada ser individual muestra una selección propia frente a las condiciones naturales y espirituales de la vida, y condiciona así una dirección particular de sentido hacia determinados valores supraindividuales; pero al mismo tiempo el individuo es configurado y condicionado por los "valores" normativos que destacan en su época y en su medio. Estos "valores" normativos actúan sobre el individuo creando unos "acontecimientos posibles" que nosotros señalábamos y establecíamos al analizar la dialéctica interna impulso-inhibición, y que son los que configuran el peculiar funcionamiento de esta unidad entre contrarios por unos cauces "normales". Los referidos "condicionamientos posibles" son la aplicación en orden óntico de las *condiciones de posibilidad* que invoca Foucault para una interpretación de la historia.

Está claro que la existencia de unas estructuras en las que el hombre aparece colocado y condicionado, y por las cuales ha de efectuarse el despliegue de su devenir interno, es un hecho riguroso; pero el acabado desarrollo de esta cuestión en lo que se refiere a su valor para la comprensión del acontecer psicopatológico se ha de hacer en una síntesis final de tipo dialéctico que confiera sentido a la totalidad; al igual que ha de ocurrir con las aportaciones de la investigación fenomenológica básica que hemos hecho en el capítulo anterior, y con los datos que aporte la consideración de los pilares maestros de la analítica existencial y los nuevos desarrollos de la misma que aplicaremos a nuestra línea de trabajo. Así como han de quedar incluidos los conceptos psicoanalíticos que hemos tocado en aquellos hechos, que poseen un valor fundamental para la síntesis comprensiva que nos hemos propuesto.

LA ANALÍTICA EXISTENCIAL Y NUEVOS DESARROLLOS

Las aportaciones existenciales.

Con arreglo a la concepción existencial, el modo fundamental de ser en el hombre es "estar-en-el-mundo". La relación del sujeto con los objetos no es puramente casual, sino que precisamente esa relación constituye la esencia de la existencia humana, adquiriendo esa relación sujeto-objeto carácter trascendente.

La existencia humana tiene como característica fundamental en su "modo de ser" el estar trascendiendo su relación con los objetos, el "preguntar por el ser" (el captar el sentido de las cosas). Esta necesidad de trascender sus relaciones con los objetos es la *intencionalidad*, y esa intencionalidad que en cuanto a su "modo de ser" tiene el hombre determina en su existencia la *inquietud* como característica fundamental de la misma.

Este "estar en el mundo", que en la existencia normal se manifiesta por lo que Heidegger denomina "sorge", es decir, inquietud, preocupación, cuidado, se va a alterar en su estructura fundamental como consecuencia de la aparición de la enfermedad.

Por otra parte, en el estudio riguroso y metódico de la peculiar dialéctica establecida entre el ser y el entorno (que la analítica existencial clásica reduce a la inquietud como cualidad básica, que exacerbada hasta sus límites extremos determina la aparición de la angustia) entendemos que es conveniente la aplicación de nuevos desarrollos existenciales, los cuales han de tener gran trascendencia para la cabal comprensión del peculiar modo de existir del ser humano. Se hace necesario ir más allá de una concepción del ser humano restringida a la inquietud como cualidad definitoria, e intentar buscar un sentido más amplio a la par que universalmente válido, a esta totalidad esencial del ser que es la existencia.

El sentido del ser.

El problema tiene hondísimas raíces filosóficas: ya los pensadores presocráticos establecieron en la búsqueda de una verdad universalmente válida, que iluminara y diera sentido a su vivir teorético (liberado de la servidumbre del ser humano mítico, que sumergido en la naturaleza rinde servidumbre a sus fuerzas oscuras y poderosas como poderes malignos o beneficiosos –la noche, la tormenta, el rayo que empavorece o el sol que calienta y vivifica- y de los cuales intenta huir o a los cuales implora), la necesidad de comprender el ser de las cosas como la única verdad radical y universalmente válida, cuyo conocimiento puede proporcionar una visión esclarecedora y un asidero firme en el acontecer desconcertante y perplejo del devenir vital de la humana individualidad, sumergida en un vastísimo entorno que no puede afrontar ya rindiendo vasallaje, sino que debe de mirar y, colocada por encima de él, aprehenderlo para intentar conocer y vivir en la luz de la verdad. A partir de determinado momento en la historia de la humanidad no le es lícito al hombre evadirse del temor estremecido de su vivir en el mundo implorando a los "poderes" del entorno, sino que ha de buscar su firmeza y la liberación del vivir empavorecido que multimilenariamente había atenazado el devenir de su especie en el conocimiento de la verdad.

En la multiplicidad infinita de la cosas que nos rodean (reales, imaginarias, grandes, pequeñas, duras, blandas, perjudiciales, beneficiosas, blancas, negras, de colorido y forma infinitamente variadas), la captación de sus características más ostensibles no nos proporciona un conocimiento universalmente válido que pueda iluminar nuestro existir estremecido y azaroso, puesto que una cosa es buena para nuestra subjetividad, otra es mala, otra es grande, otra es pequeña, otra es real, otra imaginaria, otra es más fugaz, otra es más duradera, otra es infinitamente pequeña, otra es infinitamente grande. Pero buena, mala, grande, pequeña, real, imaginaria, negra, blanca, fugaz –y así ilimitadamente- son cualidades adheridas a las cosas que conocemos por "vía de la opinión" (Parménides) pero que no nos proporcionan una verdad universal por la "vía de la verdad". En todo caso habríamos de encontrar no las verdades parciales o accidentales de la "doxa" sino lo que *es* común a todo el entorno. Si encontramos una esencia universal y aplicable a todas las cosas habremos adquirido un conocimiento verdadero e iluminador del enigma de nuestra existencia.

De la misma manera que Parménides guiado y protegido por "las Heliades" se topó con el "ente" "por la vía de la verdad", el análisis de nuestro entorno nos va a permitir encontrarnos con el *ser*. Una mirada a nuestro alrededor nos indica que en la infinita variedad aparente de las cosas que nos rodean existe un dato común a todas ellas: así, una cosa *es* buena o *es* mala, *es* grande o *es* pequeña, *es* roja o *es* verde, *es* real o *es* ideal... pero siempre *es*. Los accidentes de nuestro entorno *son* y el *ser* sí que constituye una cualidad inherente a todo. Si captamos el *ser*, o, por mejor decir, *qué sea* el *ser*, habremos obtenido un conocimiento universalmente válido. Parménides en su tiempo interpretaría el ser de una forma estática, permanente, inmutable, ingénita e imperecedera; mientras que por el contrario Heráclito "el oscuro", aunque aparentemente fiel a la integridad del ente con su concepto de "sophón", intuye que las cosas *están dejando de ser*. Lo que era piedra va dejando de ser piedra y será polvo, lo que es duro será blando y se disgregará, lo que es vida será muerte, y en definitiva el *ser* es una *kinesis*, su esencia es el movimiento y cambio, el estar dejando de ser. Las cosas no *son* porque por dentro de sus accidentes externos estén imbuidas del *ser* en cuanto modo de participar en una esencia inmutable, permanente y eterna que le infunda sentido de *ente* en su íntima mismidad. Las cosas *son* porque cambian. El *ser* de las cosas se identifica con el infinito y eterno devenir y la continua mutación. Entre estas dos concepciones del *ser* (el *ser* estático, eterno, inmutable, inmanente, ingénito e imperecedero; y el *ser* como dinámica) se plantea la problemática aún no resuelta del pensamiento humano, y en definitiva en la integración del *sentido* del *ser* se justifica toda la especulación filosófica.

Ahora bien, si queremos conocer el *ser*, aprehender su significado, el camino directo es preguntar al *ser*, y de aquí la justificación y el rigor epistemológico de la investigación existencial. Pero la investigación existencial en este camino de aprehensión del *ser* inexorablemente se hace antropológica, ya que preguntando al *ser* –a los diversos *seres*- solo uno responde: el ser humano, si bien que el *ser* es un dato universalmente válido y la respuesta que nos da es aplicable a todos los seres. Y es de esta forma que el *ser*, nuestro *ser*, cuando le preguntamos sobre cual sea su cualidad más inmediatamente definidora nos responde que *existe*; es decir, mi ser viene definido por la existencia, y el análisis de la existencia nos irá proporcionando datos sobre el *ser*.

El ser no humano como vía de conocimiento dialéctico.

Los desarrollos existenciales, ya lo hemos señalado, nos indicaban la inquietud -y en grado mayor la angustia- como dato fundamental de la existencia, y la existencia misma es definida como una trayectoria temporal con un comienzo y un final. Pero fácilmente se comprende que si la existencia (es decir, el encuadramiento en unos límites temporales) es una notación esencial del *ser*, la inquietud como cualidad de la existencia solo es aplicable al ser humano, "el ser para sí" (Sartre), o al menos no poseemos el conocimiento riguroso de que sea aplicable al *ser no humano*. El entorno es en parte humano, pero también es en mayor medida *ser no humano* y así, paradójicamente, una concepción puramente existencial y por ende, ya lo hemos dicho, esencialmente antropológica, no nos va a servir para una comprensión total y acabada de la dialéctica individuo-colectividad-entorno. Así, en el camino filosófico, en un determinado momento la investigación del ser se hace –en razón del método utilizado- sustancialmente antropológica, y mediante este camino antropológico intenta la aproximación a la verdad y al conocimiento. Entendemos que acaso la comprensión del ser-entorno, con vistas a una captación más esclarecedora de un suceder específicamente humano y extremadamente complejo (cual es el análisis último y acabado del devenir vital que singularizamos con los apelativos de psicología y psicopatología) no podrá hacerse de una forma completa sin el análisis de los hechos materiales que *están ahí*, y que *sin ser nosotros* constituyen nuestro entorno con el que establece una peculiar dialéctica nuestra individualidad, de tal suerte que nuestro *ser* no es aprehensible de una forma correcta sin el conocimiento de los *seres* materiales que nos circundan y con los cuales se interpenetra y fecunda, haciendo viable nuestra existencia.

Vía material y dialéctica del análisis existencial.

Es por este motivo que considerando esta superior razón dialéctica hemos de dar la vuelta al sendero inquisitivo del sentido del *ser* y analizar los *seres no humanos, que están ahí,* para intentar comprender la totalidad del devenir vital que analizamos y que, si bien está singularizado en uno de los extremos por nuestra individualidad, está asimismo inmerso por otra parte en un universo material que nos envuelve y delimita, define y da sentido.

Es decir, de la misma suerte que la analítica existencial clásica intenta la captación del sentido del *ser* preguntando al *ser humano*, creemos igualmente legítimo intentar captar la singularidad humana que nos interesa preguntando al resto de los *seres*, entendiendo además que la dialéctica individuo-entorno hace inexorable la inclusión de este camino de investigación.

Si dirigimos una mirada al entorno nos encontramos, ya lo hemos dicho, con los seres materiales que *están ahí*. Al escribir estas líneas sobre la mesa me encuentro con el *ser "mesa"*; en este momento la mesa que analizo es de madera, de color nogal, de forma rectangular, pero no es una mesa por ser de madera pues podría ser de otro material y seguir *siendo* mesa; tampoco por ser de color nogal, ya que las hay de colores diversos y *son* mesas; ni tampoco por ser rectangular, pues podría ser de otra forma, pero *es* mesa. Luego: ¿Por qué *es* mesa? Paso mi mano por la superficie de su tablero suavemente hasta que al llegar a un sitio determinado se acaba, materialmente hablando. Si mi mano siguiera indefinidamente por la superficie del tablero en un palpar inacabable hasta el infinito sin encontrar un límite no sé qué cosa sería, pero no sería "mesa", y de igual manera en mi palpar su materialidad que está ahí, contorneando y acariciando sus diversas partes, sus accidentes ornamentales y su total configuración, siempre encuentro un límite; si así no fuera y al contornear cualquiera de sus partes pudiera seguir hasta el infinito no sé que cosa sería, pero no sería "mesa". Es decir, entramos en posesión de un dato más: *es mesa* porque está limitada de una manera concreta, y de la misma suerte también habría de estar limitada cualquiera que fuera la forma –ovalada o redonda- que puede tener una mesa. El *ser* está definido no solo por los límites temporales (la trayectoria existencial) sino que a la vez aparece definido por límites espaciales, y esto es válido para todos los seres: la existencia de sus límites materiales propios. Pero la mesa ha sido construida por un artesano, alguien le ha dado los límites que le *imbuyen el ser*, o para expresarlo de otra manera: *los seres no se han dado a sí mismos* los límites que los definen.

Todos los seres tienen unos límites temporales, comienzan a ser lo que son y, en una trayectoria más o menos extensa, dejan de ser lo que eran, y todos los *seres* tienen unos límites espaciales sin los cuales *no son*. Los límites definen el ser, pero los límites no se los da a sí mismo el *ser;* al serle dados los límites le es dado el *ser*, entra en posesión del *ser*, comienza a *ser*. Volvamos a analizar el ser material de nuestro entorno, que está ahí: la "mesa"; le fueron dados unos límites -en este caso el artesano que la talló le dio unos límites al recortarla y configurarla con su peculiar forma-, y en ese mismo momento en que está acabada comienza también su límite temporal, ya *es* "mesa", y simultáneamente a la adquisición de estos límites adquiere su "sentido" de *ser*.

Pero el *ser* no se agota en sus límites. Esta mesa sobre la que escribo *es* mesa porque se pueden depositar cosas sobre ella, porque además me sirve para escribir, porque puede tener así mismo una finalidad decorativa y otras muchas funciones que trascienden de ella misma, es un "ser para"; si dados sus límites se negara a trascender, si pudiésemos concebir que una vez definida por sus límites propios –que delimitan su existencia- no cumpliera su misión, no *trascendiera* de sí misma, si al intentar utilizarla *para* los múltiples y variados fines (más allá de ella misma) no se dejara utilizar, no sé qué cosa sería, pero no sería mesa. *Es* mesa porque trasciende. He aquí otro atributo que define al *ser*: la fidelidad estricta a la *trascendencia*. Un ser –sea mesa, sea silla, sea un trozo de mineral, sea un útil de trabajo, un ser vivo, un libro, una formación sideral, un teorema matemático... sea lo que fuere- si no trasciende de sí, si inimaginablemente pensamos que existe para su propio existir desvinculado de su relación dialéctica con el entorno, en conformidad completa y acabada en sí mismo, sin trascender a lo que *él no es*, pierde su esencia, deja de ser *lo que es*. Si la mesa no cumple su destino, su finalidad, su trascendencia, si pudiera negarse a ello para simplemente recrearse siendo mesa, *dejaría de ser*. Su *sentido* le es conferido por su *trascendencia*.

Ahora bien, a la mesa concreta sobre la que escribo le fue imbuido el *ser* por el artesano que la talló, al delimitarla en el espacio de una singular forma, y, juntamente con estos límites en el espacio, cuando ya le son dados, *comienza a ser*; es decir, simultáneamente adquiere los límites en el tiempo que definen por otra parte al ser. En el mismo momento que *ya es* comienza a trascender: puedo escribir o leer sobre ella, de modo que está "siendo para" algo que va más allá de su propia existencia, y de la misma manera si es utilizada para comer o para cualquier otro menester. Incluso si una mesa está circunstancialmente de tal suerte situada que -por su alejamiento y soledad- no es concebible que trascienda de una forma material o instrumental, su *ser* no se pierde, pues sigue estando *ahí para*; y por otra parte, dado que por su *ser mesa* participa del ser de todas las mesas, al especular teóricamente –como estamos haciendo en este momento- sobre la utilidad de la mesa, sobre su trascendencia, está participando de la trascendencia que le confiere *sentido*, ya que la mesa concreta sobre la que me apoyo trasciende instrumentalmente, está existiendo para algo que va más allá de ella misma -el escribir-, pero ésta y aquella están participando además de una trascendencia no instrumental -materialmente hablando- pues nos están sirviendo (todas las mesas en este caso) para una finalidad superior a ellas mismas, ya que el *ser mesa* está siendo utilizado por nuestro pensamiento con una intencionalidad de sentido que trasciende su propio *ser*. Es decir, el *ser* tiene además un modo comunitario y colectivo de participar en la trascendencia.

Vistas así las cosas, tenemos los siguientes datos sobre el ser:

El ser está definido por la existencia.

El ser está condicionado por sus límites en el tiempo y en el espacio.

El ser adquiere sentido por la trascendencia, que es su atributo esencial.

El ser posee también de forma esencial un modo colectivo de trascender.

Apliquemos estos datos al ser humano:

El análisis existencial nos dice que la esencia del ser es la existencia (los límites temporales), y así es: un individuo que no estuviera condicionado por el nacimiento y la muerte no sé qué cosa sería, pero no sería un ser humano. Pero de igual manera los datos obtenidos de la investigación de los *seres no humanos* han de ser válidos para éste, si es que el *ser* es una noción universalmente válida, y lo es. Así, si al pasar la mano por mi cuerpo físico no encontrara unos límites y mis músculos, mis elementos somáticos, mis órganos todos se prolongaran hasta el infinito no sería un ser humano. Y de la misma forma que el ser material que *está ahí* nos ha demostrado que los límites temporales y espaciales son los que le dan el *ser*, y que éste está definido por un atributo esencial, la *trascendencia*, de esta suerte el vaciamiento de la trascendencia supone la disolución del ser. Inexorablemente el ser humano -como todo ser- es posible solo por su trascendencia hacia lo que no es el mismo, y de la misma manera su existencia sin una vinculación dialéctica con el entorno, sin el cumplimiento de un destino para la colectividad y el medio se vacía inexorablemente de *ser*. Su relación trascendental para los demás y el medio y su receptividad y utilidad para la sociedad y el entorno es esencia de su ser. La fidelidad al destino, a la trascendencia, a la entrega es atributo y servicio insoslayable.

Su trascendencia puede parecernos, en los casos singulares, más o menos acorde con determinadas nociones éticas o juicios valorativos, e incluso puede ser más o menos completa y acabada (también una mesa puede ser mejor o peor mesa según nuestra apreciación valorativa), pero la fidelidad a su destino es un atributo que enriquece su ser, además de "conditio sine qua non".

Pero el ser humano es un ser peculiar, es un *ser más*; este *más* es algo que le va a marcar y a dar una singularidad existencial distinta del resto de los seres. El resto de los seres cuando comienzan a *ser* tienen definida su particular manera de trascender; por ejemplo, a la mesa al serle conferidos sus límites, el artesano que la talla le infunde el ser y en ese mismo momento ya está trascendiendo; si escribimos sobre ella ya está sirviendo para una finalidad superior a ella misma, si la utilizamos para cualquier otro menester de igual manera está trascendiendo su propia existencia, e incluso si no la utilizamos "está ahí para". Y en definitiva su trascendencia define su *ser*: aunque en determinado momento aquella mesa esté alejada y en solitario, imposibilitada de toda utilización material sigue trascendiendo permanente e ininterrumpidamente porque *sigue siendo mesa* y por su ser se identifica y participa del *ser mesa* de todas y cualesquiera de la mesas imaginables. En este mismo momento, en esta referencia teórica y especulativa sobre la trascendencia como atributo inseparable de su ser, inmanente a él, está siendo utilizada por nuestro pensamiento para algo que va más allá de ella misma. Pero en todo caso la mesa –*los seres no humanos*- no necesitan buscar su trascendencia: trascienden de una forma fiel, inexorable y exacta por el mero hecho de *ser*. La singularidad del ser humano es que sujeto a los datos que definen, condicionan y dan sentido al ser (la existencia, los límites en el tiempo y en el espacio, la trascendencia como atributo esencial que le da sentido, y el modo colectivo de trascender como posibilidad y como exigencia) posee un nuevo dato: la *libertad* en el modo de trascender, y como consecuencia ineludible la *responsabilidad* de *buscar* su propia forma de trascender.

La trascendencia, que es atributo esencial del *ser* y sin la cual *no es*, en el ser humano no es expresada de una forma automática, inflexible e inexorable: per se. El *ser más* que hemos indicado para referirnos al ser humano se traduce en que se trata de un ser que participa activa y genuinamente en su trascendencia. Se le ofrece por una parte la posibilidad de ser más o menos fiel a su trascendencia, y por otra parte ha de buscar su propia forma de trascender. La paradoja de su singular existir es que, si bien por una parte ha de ser fiel a una trascendencia (se ha de interpretar y ha de darse al entorno si no quiere ver vaciado su sentido de *ser*), no le es entregado de una forma gratuita el *modo* de trascender. El pálpito más íntimo de su vivir le indica -tanto más lúcida y acuciantemente cuanto más haya de *ser más*- que ha de cumplir su destino; pero nadie le indica cuál es su destino. Y así en una dialéctica insoslayable con el entorno el ser humano -y tanto más cuanto más tenga de humano- se ve enfrentado con una situación especialísima que le cualifica: la necesidad inexorable de fidelidad y búsqueda.

Si no cumple su destino fielmente, si no trasciende suficientemente, se vacía de sentido, se empobrece su ser (hecho que por lo demás es vivenciado angustiosamente por los seres humanos en muchos momentos de su vida); pero al mismo tiempo ha de buscar afanosamente cuál es su destino, de qué modo ha de cumplir su trascendencia. Y no puede primero buscar y después ser fiel ya que, en rigor, la fidelidad a la trascendencia no se puede demorar puesto que es atributo "sine qua non" del *ser*. Y tampoco le es posible ser fiel y esperar a encontrar su propio destino y trascendencia, pues es precisamente a su propio destino a lo que ha de ser fiel. Su tesitura dialéctica se caracteriza por la fidelidad y la búsqueda simultáneas, sin desmayo. La existencia del ser humano es así aparentemente paradójica; pero acaso solo sea paradójica aparentemente, ya que la inexorabilidad en la búsqueda quizás sea en sí misma un modo de trascender, y acaso los *modos* de trascender que marcan su peculiar destino y que cualifican la libertad de elegir distintas formas de trascendencia confluyan en un plano superior, de tal suerte que la búsqueda permanente y nunca satisfecha de "ser para" (de servir al entorno, a la colectividad, a todo lo que "es más" que yo) constituye en sí la entraña misma de la libertad humana en el modo de trascender.

Expresado de otra manera: Si bien en cuanto *ser* cósmico el ser humano posee simplemente los atributos del ser y la dialéctica ser-entorno cósmico, no difiere sustancialmente el ser humano (individualmente considerado) del resto de los seres. En cuanto ser-colectividad son de notar algunos hechos fundamentales: 1º.- Que posee una libertad de elegir en el modo de trascender, de "ser para", de entregar su destino a la colectividad. 2º.- Que su participación en el ser colectivo, en el *sentido* colectivo del ser humano, no es como la participación colectiva del ser *no humano* (la posesión, de forma esencial, de un modo colectivo de trascender automático, rígido, inflexible y permanente), sino que está a su vez modelada o configurada por el fluir inestable, cambiante (inexorable en la búsqueda y libre en el modo también) de la colectividad humana hacia la cual ha de dirigir su trascendencia, su salir de sí, su entrega, y de la cual recibe el *sentido* de su *ser humano* (recuérdese que los seres *son*, entre otras cosas, porque poseen un modo colectivo de trascender).

La peculiaridad dialéctica del ser humano-colectividad se establece como entrega de la individualidad y participación de la colectividad. Es, básicamente, una *unidad entre contrarios* presidida por la libertad humana en el modo de trascender y por la variabilidad y cambio en la especie en cuanto al *sentido* en el que el ser humano puede participar. De aquí que los seres humanos no son siempre iguales a sí mismos en su singularidad, del mismo modo que la colectividad humana no es siempre lo mismo en cuanto al sentido en que se mueve. La valoración de estos datos relativos a la singularidad del individuo en cada momento y su relación dialéctica con el *sentido* en que se mueve la sociedad en que está inmerso es un hecho capital.

LA DIALÉCTICA INDIVIDUO-ENTORNO Y LA PSICOPATOLOGÍA

Hasta aquí hemos venido analizando los datos que diversos enfoques doctrinales (el método psicoanalítico, la investigación fenomenológica, la antropología estructural y la analítica existencial) nos han venido proporcionando acerca del ser humano y su vinculación dinámica con el entorno. Repasados sumariamente estos datos nos indican que:

A) El ser humano está dotado en primer lugar de unas fuerzas impulsoras que brotan incontenibles desde profundos y oscuros estratos instintivos hacia el medio, pero que son a su vez condicionadas y reprimidas por el propio medio.

B) En el ser humano son dadas en la intuición unas vivencias intencionales con una peculiar estructura, en la formación de las cuales se produce -mediante una dinámica de receptividad del objeto y actividad hacia la imagen del objeto- una singular participación del individuo.

C) El ser humano aparece incluido en unas estructuras supraindividuales que determinan los cauces posibles por los cuales puede desenvolverse en el entorno.

D) El individuo, en cuanto ser, está caracterizado por una

inquietud y definido por unos atributos: sus límites tiempo-espacio, su necesidad de trascender y su participación colectiva en la trascendencia.

E) El individuo, en cuanto ser humano, está caracterizado por su posibilidad de opción en la forma de trascender.

Así pues, vemos que la comprensión de un alma en singular no se puede limitar a la descripción del paisaje interno del vivir del individuo en singular; ni la posesión por nosotros de los complejos de motivación surgidos de las profundidades subconscientes de su autovivir, ni la reproducción intuitiva de las vivencias y las series de vivencias que constituyen el armazón básico de la vida psíquica del individuo -configurada ya como tal- nos pueden proporcionar un conocimiento científicamente riguroso y totalmente acabado del peculiar devenir psicoafectivo del sujeto. Este particular producto que es la vida psíquica del ser humano ha de ser comprendido con un sentido dialéctico, el cual ha de ser examinado -al amparo de la ley universal de la unidad entre contrarios- como el despliegue de la vida anímica individual desde dentro: del espíritu subjetivo, del alma individual en el espíritu objetivo (normativo de cada época).

Cada ser individual muestra una selección propia frente a las condiciones naturales y espirituales de la vida, y condiciona así unas direcciones particulares al asimilar los valores colectivos. Pero al mismo tiempo el individuo es configurado y condicionado por los valores supraindividuales que destacan en su época y en su medio. Esta cualidad de la vida psíquica (de la praxis superior) de configurada y configuradora da a cada ser singular una estructura genuina que produce diversos tipos humanos.

Teniendo en cuenta, además, que en esta relación dialéctica de unidad entre contrarios individuo-colectividad existe permanentemente una *lucha interna* entre los diversos factores individuales y colectivos que, si bien tiende en el curso de la vida hacia una estructura más o menos estabilizada, está planteada con particular crudeza en épocas de tránsito de la individualidad (pubertad) o en épocas de inestabilidad de los condicionamientos colectivos (crisis de estructuras políticas y culturales).

De la combinación de este despliegue del alma individual (con valores individuales, cuyo fin está en el propio ser) en el espíritu colectivo y normativo de la colectividad surgen los *condicionamientos posibles*, brota un proyecto vital sometido a unas categorías determinadas.

Esta estructura total psicofísica de la personalidad se descompone en -o está constituida por- estructuras parciales, como la totalidad de un proceso psíquico (totalidad vivencial) se descompone en una serie de vivencias o fenómenos más simples.

Desde el punto de vista psicopatológico lo que a nosotros nos va a interesar es la descripción del paisaje vivencial del enfermo, para obtener un material descriptivo de las vivencias en cuanto elementos psíquicos genuinos e irreductibles, y para sobre este material descriptivo poder hacer un análisis riguroso de los factores que en una u otra medida pueden afectar al acto vivencial, en cuanto este es un producto acabado de la praxis superior del sujeto, tal como hemos venido entendiendo.

Existen por un lado una serie de alteraciones psicopatológicas que se desenvuelven fundamentalmente en los límites de la individualidad, en cuanto su esencia morbosa puede entenderse por desajustes del esquema impulso-inhibición; y cuyas vivencias están alteradas en el componente esencial-inmanente de las mismas: la vivencia de la propia conciencia, el "darse cuenta". Esta vivencia de la propia conciencia, dado su carácter inmanente-extratemporal, no puede cambiar en su cualidad esencial -como ya hemos descrito- y solamente es susceptible de alteraciones cuantitativas en el sentido de una claridad y un vigor intuitivo que puede estar alterado primariamente por disminución, cosa que ocurre en numerosos cuadros psicopatológicos (así las demencias orgánicas, los déficits oligofrénicos, las demencias subcorticales, los estados confusionales, las alteraciones de la conciencia que están en la entraña misma de la comicialidad, las psicosis mixtas en lo que hace a la posible intervención de un factor orgánico, y los déficits residuales de todas las formas de psicosis incluidas las exógenas); todos estos casos en los que existe primariamente una alteración cuantitativa de la claridad y el vigor de la propia conciencia, en los que el trastorno morboso afecta a la praxis superior originariamente -por una alteración del esquema dialéctico impulso-inhibición dentro de los límites individuales-, y solo secundariamente se establece una alteración de la dialéctica individuo-entorno que puede plasmarse en diversas manifestaciones clínicas, han sido analizados ya desde el punto de vista de la génesis de sus alteraciones morbosas en la primera parte de este estudio. Por lo que hace a la alteración cuantitativa del componente esencial-inmanente de la vivencia -el "darse cuenta"- en el sentido de aumento, en sí solo no puede adjudicársele carácter morboso, si bien es un signo de acompañamiento de ciertos cuadros timopáticos (manías y cuadros maniformes), por lo cual tampoco tiene cabida en un análisis de la dialéctica individuo-entorno si no es como factor adherido, no esencial.

Pero el hecho es que existe otro importantísimo grupo de alteraciones psicopatológicas cuya comprensión no se agota en la captación de desajustes dialécticos en los límites de la individualidad, en cuanto a las anomalías de la unidad entre contrarios impulso-inhibición, ya que en las mismas el trastorno morboso ahonda sus raíces en estratos básicos del ser biológico, y prolifera y penetra también todos y cada uno de los factores que en la dialéctica individuo-entorno hemos venido analizando, y a cuya luz y considerando sus posibles alteraciones podríamos establecer de una forma esquemática que las vivencias -"el darse cuenta de algo"- podrían estar afectadas:

a) Por conflictos de la esfera instintiva e impulsiva del ser, deficientemente ajustada a los condicionamientos del medio. En este caso, las vivencias morbosas resultantes estarían afectadas fundamentalmente en su dinámica por la inclusión de una cantidad desorbitada de elementos procedentes del sujeto en la construcción de la imagen del objeto, así como por una tendencia a canalizar preferentemente la receptividad del sujeto hacia una serie de objetos (objetos de conocimiento) que tienen una analogía de sentido con aquellos que están inmersos en la dinámica conflictiva, constituyendo un tipo especial de alteración dialéctica que se va a traducir en la clínica en los desarrollos psicopatológicos y los cuadros neuróticos.

Se trata en todo caso de una serie de modalidades psicopatológicas en las que no existe una alteración sustancial de las vivencias que las cualifique de forma distinta a las del sujeto sano.

b) Por alteraciones primarias de las vivencias, estructural y dinámicamente, que condiciona la existencia de auténticos cuadros psicóticos, en cuya dinámica los conflictos entre las esferas instintivas del individuo y los condicionamientos del medio juegan un papel secundario, que se manifiesta no obstante en lo que se refiere a la configuración plástica del cuadro clínico ya constituido.

c) Por alteraciones de los atributos existenciales del ser, la inquietud y la trascendencia, donde tendrían cabida gran cantidad de cuadros timopáticos y muy particularmente de la serie perteneciente a la psicosis maniaco-depresiva.

Hemos de ir analizando cada una de estas modalidades morbosas de la praxis superior, si bien que, naturalmente, y dada la total unidad psicofísica del ser, es frecuente que todas y cada una de ellas se presenten en la clínica entreveradas con las restantes; de tal suerte que si por una parte la primera labor del clínico ha de ser la captación del trastorno morboso fundamental o predominante en cada caso, hay que tener en cuenta que de hecho en el cuadro ya constituido participan otras alteraciones dialécticas sobreañadidas, las cuales no pueden ser comprendidas solamente a la luz de la alteración primaria que determinó el trastorno morboso fundamental.

Es también necesario decir que estos tres grandes grupos de trastornos vivenciales que van a constituir la base descriptiva de nuestro estudio, en cuanto a la dialéctica individuo-entorno y la psicopatología (y que van a agrupar en primer lugar los desarrollos psicopatológicos y las neurosis, en segundo lugar las esquizofrenias y las psicosis con trastornos formales del pensamiento, y en tercer lugar las timopatías y los cuadros afines), no agotan -claro está- las alteraciones psicopatológicas que se presentan en la clínica y que participan de modificaciones de la dialéctica individuo-entorno. Constituyen tres modos básicos de enfermar apoyados en las tres formas más primarias de alteraciones de la dialéctica individuo-entorno, y van a servir de modelo en el análisis del problema.

Junto a ellas, naturalmente, entremezcladas a veces con las mismas y en ocasiones constituyendo la misma entraña de la enfermedad, están las alteraciones morbosas cuyo sustrato pertenece más a la dialéctica establecida dentro de los límites individuales que hemos venido analizando en la primera parte de nuestro estudio, y que constituyen una amplísima gama de alteraciones psicopatológicas.

LA DIALÉCTICA PSICOPATOLÓGICA EN LAS VIVENCIAS DE LOS DESARROLLOS PSICOPATOLÓGICOS Y LAS NEUROSIS

El punto capital que condiciona este tipo de trastornos se establece, como hemos anteriormente indicado, en el deficiente ajuste de los impulsos e instintos del individuo a los condicionamientos que los vehiculan y los encauzan. En este sentido hay que citar, pues adquirieron en su tiempo particular relieve, las concepciones de Engels, el cual concedía una principalísima importancia a las interacciones del instinto sexual como factor dialéctico entre el individuo y el grupo o colectividad. Engels había a su vez asimilado los conceptos de Morgan, quien había estudiados las relaciones sexuales entre los individuos de las tribus de iroqueses (una de dichas tribus, la de los sénecas, adoptó a Morgan como miembro).

Según Engels "todas las formas de matrimonio de grupo van acompañadas de unas circunstancias y de una complejidad tal que indican claramente la existencia de una forma anterior de relaciones sexuales, y en último término de un periodo de relaciones sexuales sin restricción, que correspondería a la transición entre el animal y el hombre" ("The origin of the family...", p. 43).

Posteriormente esta importancia capital que confiere Engels a las relaciones sexuales, y la característica fundamental definidora de la especie humana de estar sometida a *restricciones* de las mismas, es desarrollada especulativamente por Freud en su obra "Totem y tabú", según cuyos puntos de vista el periodo de libertad sexual sin restricciones estaría representado por el periodo subsiguiente a la muerte del padre, anterior a la imposición del incesto como norma de relación individuo-colectividad.

El hecho que debemos de destacar independientemente de toda teoría especulativa es que la especie humana se caracteriza -desde el punto de vista de la vida instintiva- por la existencia de una serie de represiones o restricciones impuestas por la sociedad, muy complejas y sofisticadas, que actúan sobre el individuo como tal y sobre sus tendencias elementales. Estas represiones posibilitan que la energía primaria contenida en los instintos pueda ser canalizada (transferida, en lenguaje psicoanalítico) a otras actividades. Como es sabido, Freud consideró la transferencia de la represión sexual al trabajo (en lo que coincide con Engels) como de una importancia fundamental en la historia de la sociedad y en la dinámica psíquica del individuo, y aunque, por supuesto, esto no es un hecho rigurosamente científico sino un presupuesto doctrinal con valor heurístico suficiente, sí parece verosímil que los referidos condicionamientos -que en definitiva representan la subordinación del acontecer dialéctico individuo-entorno a factores económicos- puedan haber jugado un papel en el desarrollo de la humanidad, considerando como tal todo el proceso evolutivo que arranca desde la aparición en el escenario telúrico de los prehomínidos hasta llegar al homo sapiens.

No obstante, desde nuestro punto de vista, resulta necesario destacar que la referida transferencia de energías primarias instintivas hacia otras esferas de la actividad existencial, presenta en el ser humano, tal cual en la actualidad es, una infinita variedad de posibilidades. La sustitución de los cauces instintivos elementales por nuevos condicionamientos -que aliviando la tensión interna de las fuerzas impulsoras primarias por su transferencia, no exclusivamente hacia una praxis o configuración práxica más o menos elemental cual es el trabajo de mayor o menor complejidad, sino hacia elaboraciones práxicas superiores- sería en suma la característica de la relación dialéctica del ser humano con el entorno (con la complejidad que actualmente tiene) por lo que se refiere a la interpenetración de sus esferas instintivas con los condicionamientos del medio.

Y, en definitiva, las vivencias del individuo inmerso en una situación conflictiva de estirpe neurótica estarían condicionadas por la insuficiente estructuración o capacidad funcional de los sistemas neoinhibidores, y el predominio consecuente en la aparición de las mismas de la actividad de las áreas impulsoras; esto determinaría que en la formación de este tipo de vivencia neurótica existiera un exceso de elementos procedentes del sujeto hacia la imagen de los objetos, y que por otra parte esta desmesurada cantidad de elementos subjetivos procediera de las áreas activadoras primarias y elementales tan estrechamente relacionadas con las esferas instintivas. En este tipo de vivencias, a diferencia de lo que ocurre con las vivencias psicóticas, no existe interposición de ningún elemento nuevo y extraño (ajeno al individuo sano) en la formación de las mismas, sino simplemente una excesiva acumulación de elementos filogénica y ontogénicamente primarios, inmaduros. Por lo que en principio habría que admitir que la deficiente estructuración o insuficiencia funcional de los sistemas neoinhibitorios (plasmados por las condiciones de posibilidad) características de este tipo de vivencias propias de los desarrollos de estirpe neurótica, estaría vinculada a una peculiar predisposición morbosa individual, en el sentido de una inmadurez de las estructuras canalizadoras de la praxis superior.

Desde el punto de vista teórico, la labor terapéutica radicaría consecuentemente en fortalecer la influencia de los sistemas neoinhibidores que posibilitan un producto final armónico. La terapia de este tipo de alteraciones morbosas es, pues, una terapia educacional y, consecuentemente -es conveniente no olvidarlo-, una actuación convencional en estrecha relación en cada momento con los condicionamientos posibles, dependientes de las estructuras normativas que caracterizan ese momento histórico y cultural.

LA DIALÉCTICA PSICOPATOLÓGICA EN LAS VIVENCIAS DE LOS PROCESOS PSICÓTICOS INCOMPRENSIBLES: LAS ESQUIZOFRENIAS. LOS TRASTORNOS FORMALES DEL PENSAMIENTO

Nos referimos aquí a un conglomerado de cuadros psicopatológicos caracterizados fundamentalmente por estar penetrados de unos contenidos vivenciales imposibles de identificar con estados vivenciales análogos de nuestra experiencia interna, lo cual determina su incomprensibilidad. Constituyen un conjunto de alteraciones morbosas que han sido incluidas en términos generales, en la clínica básica, en las psicosis esquizofrénicas, con cuya denominación aludió Bleuler en su día a la característica psicopatológica que desde el punto de vista clínico confería unidad al grupo. Pero el término esquizofrenia brota del empirismo de la clínica y, en general, su aceptación no excluye la necesidad de un estudio más rigurosamente delimitador de la esencia del trastorno procesal desde el punto de vista de las relaciones dialécticas individuo-entorno.

El carácter de incomprensibilidad de los síntomas más genuinos de la enfermedad, su inidentificación con las vivencias de la experiencia interna del hombre sano, pone ya en evidencia que el enfermo procesal vivencia "algo" ajeno a nosotros.

Como indicábamos cuando exponíamos nuestros puntos de vista sobre la investigación fenomenológica básica y su aplicación a la psicopatología, en la intuición consciente son posibles dos modos de vivencias:

> Un primer modo de vivencia que presenta un carácter inmanente y extratemporal, que está constituida por la vivencia de la propia conciencia y se da a sí misma en todo acto de intuición. Su carácter extratemporal se manifiesta porque es lo que permanece siempre en todo proceso exhaustivo de reducción fenomenológica.

> Existe un segundo modo de vivencia que conjuntamente con el carácter de inmanente inherente a toda vivencia posee el de trascendencia, lo cual es paradójico solo de una forma aparente pues su carácter trascendente se manifiesta en el estar actual o potencial en la conciencia.

El primer modo de vivencia es esencial para la aparición de la segunda, sin cuyo soporte esta segunda no se puede dar. Al vivenciar un hecho lo que más directamente se da en la intuición es la esencia de la propia conciencia. Al intuir "algo", al darnos "cuenta de algo", lo que se produce de una forma primaria y elemental es el "darnos cuenta", el intuir nuestra propia conciencia (que tiene carácter inmanente y extratemporal). Este "darnos cuenta" es imprescindible para "darnos cuenta de algo", construyéndose así la arquitectura del segundo tipo de vivencia por la interposición sobre la primera de un nuevo acto de intuición, mediante el cual poseemos el *sentido* de ese algo. Pero esta segunda vivencia tiene carácter trascendente; el "algo" que vivenciamos no es siempre el mismo sino que, por el contrario, es constantemente cambiable.

En el primer modo de vivencia descrito su carácter inmanente y extratemporal hace que su "cualidad esencial" no pueda cambiar y ser sustituida por otra, sino que su esencia, su modo, su "cualidad de ser" es siempre la misma y solamente podrá presentar alteraciones patológicas de tipo cuantitativo; las cuales a su vez determinarán una cualidad y vigor intuitivo de los estados vivenciales mayor o menor de lo normal, pudiéndose presentar como síntoma de múltiples enfermedades, pero no de forma exclusiva ni típica siquiera de los procesos psicóticos incomprensibles de estirpe esquizofrénica.

En la segunda forma de vivencia se podrían dar dos tipos de posibles alteraciones que derivan de su carácter trascendente (su inmanencia no indica que estén en la conciencia actualmente, sino que pueden estar en el modo de la potencialidad), y son:

Cualitativas.- Que se darán cuando adquieren carácter actual vivencias que en el individuo normal trascurren siempre en el modo potencial.

De temporalidad.- También derivadas del carácter trascendente de la vivencia, estarían dadas por la anormal fugacidad o persistencia de su estancia en la conciencia actual.

El carácter procesal del trastorno psicopatológico estaría determinado por la iluminación existencial de las "vivencias extralímites" (por fuera del círculo de vivencias asequibles al sano) en forma de vivencias no asimilables a nuestra comprensión. El "algo" que vivenciamos cuando vivenciamos algo es el paso a nuestra intuición actual de un "algo" que vivimos y del cual poseemos el *sentido*, la esencia, pues es claro que existen una infinidad de hechos que vivimos -desde la intimidad de nuestros procesos metabólicos hasta la compleja inmensidad del acontecer cósmico- que no son vivenciados. Los hechos que vivimos y de los cuales no poseemos el *sentido* son vivencias (potenciales) extralímites.

Conocemos por otra parte cómo los complejos estructurales constituyen en el individuo un armazón de direcciones y tendencias, que actúa sobre el material empírico conformando en cada caso la totalidad vivencial. De este modo, la dialéctica de los complejos estructurales que han condicionado las peculiaridades internas del sujeto tendría, cuando éste es agredido por el proceso morboso, una decisiva influencia en la modulación de los diversos cuadros clínicos.

Por una parte, sus armazones estructurales -por su complejo de condiciones y disposiciones, de *condiciones de posibilidad*- determinarían que las vivencias en que cristaliza el trastorno procesal tuvieran contenidos peculiares para cada enfermo; y por otra parte, la direcciones del sentido de su estructura particular orientarían su proyecto vital, que condicionaría en cierto modo la diversidad del curso clínico en la evolución de la enfermedad.

Conocemos, desde el punto de vista de la analítica existencial, la *inquietud*, la preocupación, el cuidado como característica de la existencia humana. Y el "inquirir el ser", el "entender el ser" como el modo de ser de dicha existencia (es decir, el estar trascendiendo su relación con los objetos).

El hecho consumado con el cual el enfermo se tiene que enfrentar en los procesos psicopatológicos incomprensibles -tal como las enfermedades esquizofrénicas en sus comienzos- es la vivencia patológica directamente derivada del proceso morboso, originada por el trastorno básico. Aparece un hecho nuevo en la intuición del enfermo, un "algo" que no encaja en las vivencias del sujeto, cuyo *sentido* el sujeto no posee. La *inquietud* como esencia misma de su existencia le impide permanecer pasivo e indiferente, y su modo de ser exige ineludiblemente inquirir el sentido de aquel hecho nuevo y adoptar ante el mismo una actitud. Ya tenemos aquí lo que constituye la génesis de un hecho clínico fundamental de los cuadros procesales: el *humor delirante*.

Veamos: el llamado humor delirante no es, ni más ni menos, que la característica existencial humana ante un hecho nuevo en la experiencia vivencial de un ser (este hecho puede ser estimado, por ejemplo, por el paso a la intuición -a la conciencia actual- de las vivencias inéditas derivadas de unas circunstancias vitales nuevas determinadas, entre otros factores, por la peculiar distorsión del esquema impulso-inhibición con la alteración cualitativa de los sistemas neoinhibidores que hemos señalado en otra parte de nuestro estudio, y las alteraciones histoquímicas de los transmisores monoaminérgicos -con la hiperconcentración de NA a nivel hipotalámico señalada por Vartanian-, así como los peculiares trastornos bioquímicos y orgánicos que subyacen en lo profundo del autovivir). Estos sucesos vitales (que en el sujeto sano no se dan) determinan que el enfermo pueda vivenciar una peculiar tesitura, un hecho, cuyo *sentido* no posee y que por tanto no encaja en una estructura anímica cuyos "valores", cuyas direcciones de sentido -grabadas en su espíritu en el transcurso de su existencia- no dan cabida a la aparición de un sentido "inédito". Existe una disarmonía radical; es así menester encontrar un nuevo *valor* (en un momento de la existencia en el que la adquisición de los mismos terminó mucho tiempo atrás) en el cual pueda adquirir sentido dicha experiencia vivencial inédita o, en su defecto (cosa que inexorablemente ocurre, pues la adquisición de valores está virtualmente acabada), integrar el hecho nuevo interpretándolo a la luz de su e*xistenz*, de su capacidad valorativa; identificar su "sentido" con cualquiera de los existentes en el complejo estructural de su espíritu por mandato inexorable de su misma existencia, caracterizada por la *inquietud* (preocupación, cuidado) y como consecuencia de ese "sentido" asignado adoptar inevitablemente una actitud, una tesitura, una forma de trascender hacia el entorno. Ese humor delirante no es más que la caracterización existencial del ser, tanto sano como enfermo, forzando a un espíritu con una estructura ya constituida a la adjudicación de un sentido a una cosa, a un "algo" dado en su intuición, cuyo valor no posee. Naturalmente, el complejo estructural del sujeto, los cauces, y las *condiciones de posibilidad* (que dependen de la interpretación dialéctica individuo-colectividad) orientarán decisivamente ese "sentido" que, en cualquier caso, será diverso según su personal jerarquía de valores, y en consecuencia determinará la actitud, el tipo de delirio ya constituido (la peculiar forma de trascender hacia el entorno) de cada uno de los enfermos ante la existencia de su proceso.

Pero aún hay más, pues la estructura del espíritu en la dirección de sus valores, los cauces y los condicionamientos posibles, no solo determina la plástica en nuestro modo de vivenciar los hechos sino que limita la posibilidad de ser vivenciados de éstos. De la totalidad de los hechos que se producen en nuestro vivir -tanto en los límites de la individualidad biológica estricta como fuera de ella- solo se presentan de modo *actual en la intuición congnoscente* los situados en la trayectoria de las direcciones de *valores*, de *cauces* y de *condiciones de posibilidad* de nuestro espíritu. El complejo estructural de este condiciona, en una dinámica normal, cuáles de aquellos hechos que vivimos adquieren categoría de vivencias, y limita la adquisición de esta categoría a aquellos hechos cuyo sentido coincide con la orientación de dichas direcciones de valores que constituyen los cauces de nuestro complejo estructura, modulando este al mismo tiempo que limitando el contenido, la forma peculiar que tenemos cada uno de vivenciar estos hechos.

En las vivencias de los procesos psicóticos incomprensibles (cual son los esquizofrénicos) hay un trastorno fundamental en la mecánica de este suceso: surge en la intuición el hecho procesal de forma súbita, adquiriendo categoría de vivencia un hecho no por la orientación (según las direcciones de valores de nuestro espíritu) de la intuición hacia él sino por la esencia misma de su carácter morboso.

Las armonía del suceder psíquico se rompe: El espíritu del ser exige la orientación de la intuición hacia los hechos cuya posibilidad vivencial es natural en el suceder de la estructura, pero al mismo tiempo la presencia actual en la intuición vivenciante es debatida pertinazmente por el hecho morboso. Esta lucha de direcciones es vivenciada por el enfermo como hecho fundamental, y será expresada de diferente forma por cada paciente pero la constatamos invariablemente cuando la exploración es suficientemente precoz; podrán las frases ser diferentes, pero la vivencia de la *pérdida de la integridad del ser* la encontramos siempre de una forma originaria e irreductible en estos enfermos al inicio del proceso ("siento que me desvanezco, que me pierdo", "estoy muerta"); otras veces percibimos la lucha por la posesión de la actualidad vivencial en las frases del enfermo ("siento dentro de mí como si quisiera ser dirigido por el subconsciente y al mismo tiempo por el consciente", "quiero las cosas y no las quiero al mismo tiempo").

Ante la vivencia elemental de *pérdida de la integridad del ser* (originada por la solución de continuidad abierta por el proceso en el cauce unitario por donde el espíritu del enfermo -según su peculiar estructura, sus condiciones de posibilidad- determina cuáles de los hechos de su vivir han de ser iluminados por la intuición actual en forma de vivencias) el enfermo se ve forzado por su característica existencial a dotar a esta vivencia inédita de un sentido; dicho de otra forma, a cristalizar en su conciencia actual ese hecho extraño que de forma elemental surge en su intuición en una vivencia actual, dotada por consiguiente de una forma plástica y de un contenido intencional. Ahora bien, normalmente sucede de una manera armónica: la aparición de una vivencia está condicionada por la estructura del enfermo, por sus condicionamientos posibles, los cuales determinan simultáneamente a la aparición de la vivencia su forma plástica y su contenido intencional. En el caso de la vivencia característica de los procesos psicóticos incomprensibles, de los procesos esquizofrénicos, el problema ineludible para el enfermo es dotar de una forma y de un contenido a un hecho que brota autónomamente en la intuición y que de forma inexorable reclama categoría de vivencia actual.

Cada enfermo tendrá una manera peculiar -con arreglo a las direcciones de sentido de su espíritu- de vivenciar el hecho morboso, y esa plástica, esa "intencionalidad postiza" que el enfermo se ve forzado a adjudicar al "algo" extralímite que vivencia, a medida que el curso de la enfermedad nos va alejando del hecho procesal primario, elemental e irreductible, nos va a ser ofrecida en la clínica en forma radicalmente más diversa, hasta ser imposible de reconocer en los diferentes cuadros clínicos ya establecidos la identidad de la primitiva lesión de espíritu.

Paralelamente a las construcciones vivenciales secundarias, sucede en el curso de la enfermedad un empobrecimiento existencial progresivo: "el modo existencial del ser", la intencionalidad, el interés, el inquirir el *sentido* de las cosas pierde flexibilidad; la característica existencial del ser -la *inquietud*- permanece rígidamente dirigida al problema irresoluble del hecho procesal. El proyecto vital del enfermo se somete a una suprema instancia, la "conservación de la integridad del ser", mediante la integración en la totalidad de su ser de las vivencias psicológicas con un *sentido* que encaje en las direcciones de valores de su complejo estructural.

En ocasiones, cuando la estructura espiritual del sujeto opone por su solidez (lo que sucede de ordinario en sujetos menos jóvenes) gran resistencia a la acción destructora del proceso morboso y ocasionalmente subsiste una capacidad crítica parcial, es posible percibir -en los primeros momentos de la enfermedad- en aquello que el enfermo nos refiere cómo este vivencia ese "empobrecimiento existencial", esa pérdida de flexibilidad en su intencionalidad, en su interés, en su inquietud rígidamente dirigida en un solo sentido aún antes de que se haya iniciado una formación delirante con un sentido concreto (que precisamente en este tipo de enfermos va a aparecer rápidamente con un sistema más definido). Claro está que esta vivencia aparece siempre, cuando existe, más enmascarada en las frases del enfermo, pues es ya una vivencia secundaria; y por otro lado él la experimenta con menos nitidez pues la vivencia procesal originaria acapara su atención, amén de que su carácter secundario hace que el enfermo nos la ofrezca envuelta en una interpretación extraordinariamente variable en cada caso. Un enfermo nos dirá "no puedo pensar en lo que quiero, como si no fuera dueño de mí", en cuya frase se inicia una interpretación delirante en el sentido de influencia; pero otras veces nos dicen sencillamente "pierdo la memoria" cuando en nuestras preguntas intentamos orientar hacia un incidente banal de una entrevista anterior, y que por eso "no sabe" lo que le inquirimos; así, cuando le hablamos de alguna cosa que le dijimos en nuestra anterior entrevista el enfermo contesta "no sé" y después de una pequeña pausa *interpreta* su ignorancia (debida a la debilidad de su interés hacia otra cosa que no sea el hecho procesal) con la frase "es que pierdo memoria". Este empobrecimiento existencial que determina la sumisión del enfermo a un "proyecto vital", a una forma de trascender cuya suprema categoría es la "conservación de la integridad del ser", lo percibimos siempre de una forma objetiva aun en la inmensa mayoría de los casos en que no cae en la experiencia subjetiva del enfermo. Así, un enfermo joven casado cuatro meses antes de iniciarse el proceso, y que en la exploración (en los primeros momentos de enfermedad de evolución recientísima) nos dice "siento que me pierdo", a la pregunta "al sentir que te pierdes ¿no piensas con vehemencia en tu familia, en tu mujer, a quien quieres tanto?", nos contesta "sí, claro", pero el poco calor de la respuesta y la carencia de convicción nos dan la evidencia del desplazamiento en el interés del enfermo de aquello que hasta poco antes poseía un valor elevadísimo en sus direcciones de sentido espirituales.

Este proyecto vital patológico, esta pérdida de opción en su trascendencia es el hecho fundamental que determina la eficacia de la acción terapéutica que poseen la laborterapia y algunas formas de psicoterapia de grupo, por ejemplo (en una enfermedad que es invulnerable a otras formas de psicoterapia), que actúan sustrayendo al enfermo de su proyecto vital morboso mediante la exaltación de otras categorías de valores.

Las posibilidades de una acción terapéutica selectiva hacia los valores espirituales preponderantes en la estructura de estos enfermos residuales, por la exaltación de dichos valores, y la destrucción de la estructura que las construcciones secundarias sometidas al proyecto vital morboso han creado en los enfermos serían, con arreglo a esto, extraordinariamente prometedoras.

LA DIALÉCTICA PSICOPATOLÓGICA Y LAS ALTERACIONES DE LOS ATRIBUTOS EXISTENCIALES DEL SER HUMANO. LAS TIMOPATÍAS. LOS ESTADOS AFINES

En la investigación preliminar que efectuábamos en el capítulo dedicado al estudio de la vía material y dialéctica del análisis existencial, recogíamos los siguientes datos sobre el ser:

A) El ser está definido por la existencia.

B) El ser está condicionados por los límites tiempo-espacio.

C) El ser adquiere sentido por la trascendencia que es su atributo esencial.

D) El ser posee también de forma esencial un modo colectivo de trascender.

E) El ser humano posee además la inquietud como esencia de su existencia y la posibilidad de opción en el modo de trascender.

Hay que entender todos estos datos primarios en cuanto al ser humano como un bloque unitario y compacto, que solamente es comprensible en último extremo sobre el armazón dinámico de su vinculación dialéctica con el entorno.

De esta suerte señalábamos en la investigación existencial

básica cómo sin el cumplimiento de un destino para la colectividad y el medio el ser humano se vacía inexorablemente de *ser*. Su vinculación trascendente para el entorno y la colectividad, y su receptividad y utilidad para la sociedad y el medio son esencia de su *ser*, "conditio sine qua non". El ser humano *es para* un destino, y ese destino, esa trascendencia, viene manifestada por una interpenetración y una entrega al entorno, pero -ya lo señalábamos cuando establecíamos las líneas maestras de la investigación existencial- el *destino* no le es dado gratuitamente al ser humano, el cual a diferencia de otros seres se ve enfrentado inexorablemente en su existencia con la necesidad de buscar su propio modo de trascender, de buscar el *sentido* de su vinculación dialéctica; esta necesidad ineludible y permanente de búsqueda y trascendencia aparece vehiculada por la *inquietud*, la preocupación, el cuidado. La inquietud así entendida es la *pre ocupación*. Antes de poseer el *sentido* de las cosas el ser humano ha poseído una tesitura especial, inquieta y alerta, que posibilita la captación de las mismas. Si esa tesitura especial *pre*, esa inquietud, no cuaja en la captación de un sentido -de un cauce para la trascendencia- se intensifica y ahonda en vacío sin desembocar en un contenido concreto, en un *sentido*, determinando la existencia de un síntoma cardinal: la angustia.

Ya hemos señalado anteriormente cómo las depresiones angustiosas poseen en la clínica una personalidad definida, que se corresponde a su vez con un correlato histoquímico propio (la elevada actividad de las sinapsis de los sistemas adrenérgicos), y que se expresaba semiológicamente en la llamadas por nosotros melancolías de fijación.

Veamos. La fijación de la melancolía a un acontecer del entorno expresa en realidad la adjudicación de un *sentido* postizo en el que fijar la inquietud, entendida como *pre*. En cierto modo las depresiones angustiosas tiene fenomenológicamente un punto de contacto con los cuadros procesales: en ambos trastornos morbosos se produce inexorablemente la adjudicación de un sentido falso, de una intencionalidad postiza a la vivencia acabada, al "darse cuenta de algo". Pero así como la esencia del trastorno procesal radicaba en una alteración estructural de la vivencia por la aparición en la intuición de un "algo" extralímite al cual no podemos dar sentido, y por la adjudicación de un sentido falso se produce la tesitura delirante, en la depresión angustiosa el trastorno inicial es la acentuación de la inquietud, del alerta psíquico, de la tesitura *pre*, y la adjudicación de un *sentido*, de un algo a la vivencia morbosa no es un intento de identificación de un algo "extralímite" con algo cuyo sentido se posee, superchería que confiere a la clínica de la esquizofrenia su especial matiz de extrañeza e incomprensibilidad, sino que en la dinámica de la depresión angustiosa el hecho primario es la exacerbación de la inquietud, y la adjudicación de un algo postizo representa el intento de canalizar el atributo existencial fundamental magnificado -la inquietud, la angustia- hacia un acontecer comprensible, hacia un "algo" cuyo sentido (adverso) se posee, y que permite trocar la angustia por la tristeza dando paso a una vivencia y series de vivencias que al presentarse como comprensibles para el enfermo tienden a aliviar la tensión angustiosa, aun cuando persista la tristeza característica de los contenidos vivenciales adversos propios de la enfermedad.

La consideración clásica de la psicosis maniaco-depresiva como enfermedad bipolar, con brotes de tristeza y brotes de exaltación eufórica que pueden presentarse alternativamente en un mismo enfermo, es a la luz de los párrafos anteriores insuficiente, ya que no podemos incluir en un mismo tipo de trastorno psicopatológico la depresión inhibida o la melancolía simple (cuyo correlato histoquímico radica, como ya hemos dicho, en un déficit de la cadena del triptófano-5hidroxitriptofano-serotonina, y cuya expresión clínica y posibilidades terapéuticas son tan distintas) y la melancolía angustiosa que acabamos de describir. En la depresión simple de tipo inhibido el desbordamiento de la inquietud es inicialmente menos desmesurado, y se produce un ahondamiento progresivo de la misma simultáneamente al incremento de la necesidad de trascender, por lo que no se instaura "ab initio" la angustia de una forma tan masiva y predominante.

Conocemos cómo el sujeto participa en la dinámica de sus vivencias de dos modos fundamentales: por su receptividad (a los objetos de conocimiento, se entiende) y por la actividad (hacia la imagen de los mismos).

En las melancolías se observa -tanto en las inhibidas como en las angustiadas- una disminución de la receptividad a los objetos; éstos se encuentran circunscritos a un número de objetos comprimido cada vez a límites más exiguos a medida que la fase melancólica adquiere más intensidad. En la manía se observa por el contrario una ampliación de la receptividad ante un número de posibles objetos de vivencias cada vez de más amplios límites.

Sin embargo, ambos cuadros clínicos nos exhiben unas vivencias hondamente impregnadas de afectividad, de sentimiento (sentimiento del sujeto, naturalmente), lo cual nos demuestra que la actividad del sujeto en la formación de las imágenes está exagerada; es decir, que fenomenológicamente lo que une a todos estos síndromes timopáticos es solo la hiperactividad del sujeto ante la imagen de los objetos.

Ahora bien, desde el punto de vista existencial son la inquietud y la necesidad de trascender, como atributos fundamentales, los que adquieren una nueva dimensión. Si las referidas cualidades existenciales adquieren una magnitud y hondura más allá de los límites en los que discurren en el sujeto sano, la vinculación dialéctica del individuo con el entorno estará caracterizada precisamente por la inclusión masiva de elementos subjetivos de aquella estirpe en la formación de las vivencias:

Si la subjetividad del individuo caracterizado por esta alteración existencial (el aumento de la inquietud, de la *pre* ocupación, del alerta psíquico, y a la par el incremento de su necesidad de trascender en tanto *ser para*) está matizada en el momento de producirse una vivencia determinada por un colorido triste, la imagen construida con una desproporcionada cantidad de elementos extraídos del sujeto estaría sobrecargada con estos materiales del propio ser del enfermo, e impregnada por tanto de la tristeza que la envuelve en ese momento, y determinará como consecuencia de esa sobrecarga la aparición de vivencias empapadas de tristeza que caracteriza en esa coyuntura la subjetividad. En consecuencia, las series de vivencias surgidas a partir de esa primera vivencia originaria estarán "comprensiblemente" enlazadas con el primer eslabón de la serie; es decir, el suceder anímico subsiguiente discurrirá por cauces vivenciales deprimentes y gravosos para la subjetividad. Es forzoso suponer también que a partir de estas series de vivencias secundarias, impregnadas de tristeza, y teniendo en cuenta la sustancial unidad anímica del ser, la subjetividad se siente nuevamente trasfundida de aquella. De este modo tendremos establecida la continuidad de un sentimiento que constituye un síntoma cardinal de la melancolía: la tristeza.

Del mismo modo podemos intentar comprender las otras alteraciones sintomáticas de la clínica de la melancolía; por ejemplo, la inhibición del pensamiento. Como la alteración en la dinámica de la producción de sus vivencias -en el sentido de hiperactividad ante la imagen- es el trastorno característico de la psicosis maniaco-depresiva (pues es el que se encuentra siempre en estos enfermos, tanto en la fase maniaca como en la depresiva), y como esta hiperactividad ante la imagen -que tiene su arranque en el ahondamiento de la inquietud y de la necesidad de trascender- determina que ante cualquier hecho u objeto posible de vivencia si se produce ésta ha de ir cargada de un matiz penoso -sea lo que fuere lo que se constituya en "objeto" de vivencia- el sujeto disminuye su receptividad ante los posibles "objetos", intentando limitar así la producción de vivencias penosas. En cuanto a la inhibición motora, tan frecuente en muchas formas de depresión, es la expresión armónica de este peculiar suceder anímico, pues inexorablemente la unidad psicofísica del ser hace que los diferentes estados de cada una de las capas de la persona viertan en las otras, no solamente en la motórica externa sino también en las reacciones del sistema autónomo. Es evidente también que el origen de la situación global del enfermo puede -por razón de esa unidad psicofísica- radicar en cualquier estrato y revertir -como los vasos comunicantes- en el resto de la persona; pero dialécticamente se hace preciso que la peculiar dinámica del sujeto en la producción de sus vivencias se establezca sobre la alteración existencial del incremento de la inquietud y de la modificación de su trascendencia, con las resultantes fenomenológicas descritas.

La captación de los síntomas cardinales de la manía (alegría, exaltación motora y pensamiento ideofugitivo) se hace posible de la misma forma y a partir del mismo trastorno dinámico. El incremento de la inquietud, el ahondamiento de la necesidad de trascender determina desde el punto de vista fenomenológico la hiperactividad hacia la imagen. En este caso, la impregnación de la imagen de los objetos (objetos de conocimiento) de elementos procedentes del sujeto cuyo vivir está coloreado en ese momento por un matiz alegre origina una vivencia y secundariamente una serie de vivencias que "comprensiblemente" seguirán una trayectoria eufórica; del mismo modo, e invocando la unidad sustancial de la vida anímica del ser, pensamos que éste se ha de ver infundido de esa alegría vivencial que se desprende de las series de sus vivencias hasta sus más profundas capas, estableciéndose así un incremento autónomo de la alegría que fue primero trasladada a la imagen por la hiperactividad del sujeto ante ésta y la desmesurada inclusión en ella de elementos procedentes del mismo, circunstancialmente alegre, y que al determinar la vivencia así constituida, las series de vivencias secundarias, y por ende impulsar el curso del pensamiento por derroteros orientados hacia el mismo polo afectivo, aquellas y éstas influyen inexorablemente a su vez sobre el sentimiento del sujeto. Secundariamente, y a partir de la misma peculiaridad dinámica de la vivencia originaria, surgen de forma comprensible el resto de los síntomas del cuadro clínico, como el pensamiento ideofugitivo. Al ser plácidamente vivenciados los hechos y aconteceres de su vivir, el sujeto espontáneamente aumenta su receptividad ante los "objetos", produciéndose por esta ampliación de sus posibilidades vivenciales a un número desorbitado de hechos una extraordinaria variabilidad de sus vivencias y, consecuentemente, de sus series de vivencias, lo que determina una movilidad inusitada del curso del pensamiento.

La dialéctica individuo-entorno en el enfermo maniaco-depresivo hemos de analizarla en dos apartados. Primeramente en lo que se refiere a la dinámica de la aparición de cada brote de la enfermedad, por un lado; y después, por otro lado, en lo que se refiere a la existencia de determinados individuos con una predisposición a padecer dichos brotes, es decir, el trastorno dialéctico que posibilita la proclividad del individuo a enfermar -o, si se quiere, la enfermedad propiamente dicha-.

Por lo que se refiere al brote en sí, el trastorno está caracterizado por una peculiar alteración dinámica que brota del individuo inmerso en una situación existencial límite, en el sentido de incremento y amplificación de los atributos del ser -la inquietud y la necesidad de trascender-. Esta alteración dinámica se traduce a su vez en una peculiar alteración fenomenológica en la producción de sus vivencias en el sentido de hiperactividad del sujeto hacia la imagen de los objetos. La aparición de un cuadro depresivo o de un cuadro maniaco es desde el punto de vista dinámico un hecho que posteriormente penetra y traspasa todos los estratos del ser.

En lo que se refiere a la proclividad del individuo a enfermar -es decir, la base dialéctica de la enfermedad en sí- destacan ante nuestros ojos dos hechos fundamentales:

El primero es que, si bien la peculiar alteración dinámica que determina la aparición del brote en cada caso en lo que se refiere al esquema individuo-entorno, arranca -como hemos dicho más arriba- del individuo, la proclividad del individuo a enfermar (en realidad lo que hace posible que en determinados individuos puedan darse los brotes, es decir, la enfermedad en sí, o si se quiere la predisposición a enfermar) depende de la acción del entorno que a lo largo de una extensa trayectoria temporal ha ido configurando unos cauces, unas condiciones de posibilidad, unos condicionamientos excesivamente coactivos, que plasmados en unos sistemas neoinhibidores desmesuradamente rígidos posibilitan en los límites de la dialéctica individual, como ya hemos estudiado, la aparición de la depresión, y como reacción compensatoria la aparición del estado maniaco.

El segundo es que precisamente por esa peculiaridad (de la enfermedad, no del brote en sí) de estar sustentada desde el punto de vista dialéctico en la acción permanente, gravitatoria y coactiva del entorno a lo largo del desarrollo del individuo en su medio, la aparición de cuadros depresivos en la clínica es más frecuente que la aparición de cuadros maniacos, y de hecho éstos últimos suelen presentarse al término del cuadro depresivo, como reacción compensatoria para restablecer el equilibrio del esquema dialéctico impulso-inhibición.

De hecho al estudiar la psicosis maniaco-depresiva en los límites individuales ya veíamos que el trastorno básico era el desequilibrio del esquema impulso-inhibición, y cómo todos los cuadros clínicos pertenecientes a esta enfermedad aparecían estrechamente vinculados a este trastorno fundamental, en íntima interdependencia y relación sumamente lábil; y así mismo es esta interdependencia y labilidad lo que confiere desde el punto de vista clínico unidad al grupo.

LA INVESTIGACIÓN FUTURA

Hasta aquí nos hemos venido ocupando de un modo de investigación dialéctica en un intento de comprensión de algunas importantes alteraciones de la clínica psiquiátrica, pero es claro que, de la misma forma que las futuras aportaciones de las diversas líneas de investigación en los límites biológicos individuales han de enriquecer más y más la compresión de la dinámica psicopatológica del ser humano -en lo que se refiere a su vinculación con los elementos básicos del autovivir-, la dialéctica del individuo-entorno ha de ir adquiriendo en la investigación futura unos límites más amplios y profundos.

Por una parte quedan por estudiar de forma rigurosa los complejos problemas que en la dialéctica individuo-colectividad pueden brotar por desajustes del esquema referidos fundamentalmente a presiones incorrectas, desusadas, deformantes de los condicionamientos posibles y de las estructuras, a partir de las cuales se producen las situaciones de alienación del sujeto en la sociedad. Por otra, queda para la investigación futura inmediata el análisis de la vinculación dialéctica individuo-cosmos en tanto que el individuo, como ser telúrico, es portador de unos ritmos tan importantes como la vida misma y cuya fijación está estrechamente ligada a factores cósmicos, no solo por lo que se refiere a los ritmos más elementales y conocidos (como los que regulando nuestra vida están vinculados a la rotación del planeta en que vivimos -ritmos horarios-, a la posición relativa de la tierra de la que formamos parte con respecto a la luna -ritmos mensuales- o a la órbita terrestre en su periplo solar -ritmos anuales- cuya influencia sobre todas las manifestaciones de la vida es bien visible), sino a la influencia por ahora todavía misteriosa y oscura que determinados factores cósmicos más sutiles puedan tener sobre todo comportamiento vital (también el humano), y de los cuales aunque ya se puede recoger algún atisbo no poseemos aún los conocimientos suficientes para poder analizarlos con rigor (pero que, a no dudar, en un inmediato futuro habrá que tener en cuenta ineludiblemente).

Estas importantes cuestiones exceden hoy por hoy las posibilidades de nuestro análisis, y rebasan así mismo el objetivo que nos habíamos propuesto. Por otra parte, su estudio riguroso y metódico se abre a unos vastos horizontes que se extienden mucho más allá del campo concreto y específico de la psicopatología, al menos tal como hoy la podemos abordar, y, si bien es cierto que la comprensión última y acabada de toda la problemática del ser humano -en extensión y en hondura- no podrá obtenerse sin el análisis de la misma desde aquellas peculiares vinculaciones dialécticas, también es cierto que ya advertíamos al comienzo de este libro que nuestro propósito era marcar el por ahora leve sendero que habría de ser en el futuro ancha y luminosa vía para el conocimiento del ser humano, tan complejo, misterioso y profundo. Tan entrañable e inmediato y al mismo tiempo tan extraño y difícil de aprehender.

ADDENDUM: EL PSIQUISMO COMO DIALÉCTICA

(de la primera edición de Nueva Psicopatología, 1975, p. 65)

El análisis a la luz de la dialéctica del suceder anímico del ser humano, propósito fundamental de nuestro estudio, hemos de hacerlo -en gracia a una mejor comprensión de tan vasto problema- en dos apartados especiales:

a) En cuanto a las estructuras orgánicas y los factores biológicos individuales y su dialéctica interna.

b) En cuanto a la dialéctica individuo-entorno.

Por una parte hemos de abordar el estudio de la dinámica psíquica haciendo referencia a los factores cerebrales, bioquímicos, histológicos, neurofisiológicos, experimentales y clínicos del individuo en sí, en sus límites biológicos, de cuya exposición nos hemos venido ocupando en los capítulos precedentes, y que aún deslindados en la medida de lo posible y reducida su exposición a los hechos y aportaciones que hemos considerado imprescindibles como planteamiento preliminar, resultan acaso en su conjunto -por el hecho ineludible de la vastedad de las aportaciones en todos los caminos de la investigación- una relación premiosa y prolija que inicialmente resta garbo y soltura a la pretensión de planteamiento del problema de una forma fluida y flexible.

Es inevitable. El suceder anímico, la vida psíquica del ser humano es la expresión vital más compleja que es dada en el mundo, y en consecuencia su análisis se encuentra forzosa y penosamente lastrado por la complejidad metodológica a la que aludíamos al comienzo de nuestro estudio.

Esperamos, no obstante, tener la fortuna de a pesar de todo, y acaso por eso mismo, poder iluminar algunas de las zonas todavía oscuras de tan hondo problema. Pero, por otra parte, una visión solipsista del ser humano sería no solo incompleta sino desacorde con la realidad vital, motivo por el que tendremos que dedicar una segunda a la consideración del individuo no ya en cuanto a ser sino en cuanto a ser social. Pero comoquiera que la consideración del ser humano en cuanto ser social implica su estimación como ser histórico y cultural, se hará preciso establecer unas bases preliminares que nos permitan acercarnos al problema; estas bases preliminares requerirán así mismo la revisión y análisis de una serie muy compleja y extensa de aportaciones teóricas y doctrinales, que iluminen el suceder anímico del acontecer humano desde diferentes ángulos.

Habremos de integrar las aportaciones empíricas del fluir interno -desde el punto de vista psicoanalítico- en aquellas partes que la visión psicoanalítica, desprovista ya de una pretensión heurística totalizadora, sirvan para la captación de hechos que aún conservan su valor humano profundo.

Analizaremos también el suceder anímico desde el punto de vista penetrante y riguroso de la fenomenología en el examen del acto psíquico más simple y elemental: la vivencia.

Completaremos el estudio de la peculiar estructura del ser-en-el-mundo mediante la analítica existencial. Deberemos aplicar los condicionamientos de la antropología estructural. E intentaremos finalmente, en la medida en que nos sea posible, incluir todos los datos en una visión dialéctica que los interpenetre y fecunde para obtener una imagen armónica y total, que infunda nuevo vigor a la imagen psicofísica del ser humano y nos permita una mejor comprensión de ese existir marginal y estremecido que es la enfermedad mental.

La dialéctica psíquica en cuanto a las estructuras orgánicas y los factores biológicos individuales

La exposición de las aportaciones científicas que hemos efectuado en los capítulos precedentes nos ha proporcionado una serie de datos -referentes a los hallazgos de la psicopatología experimental, las estructuras cerebrales, la psicopatología clínica, la neurofisiología, la bioquímica y la histoquímica- que hemos ido desgranando de una forma si no exhaustiva (lo cual supondría además de una labor prácticamente inabarcable un camino expositivo disgregador) sí pormenorizada en todos y cada uno de los hechos que hemos entendido podían tener un valor para su inclusión en un cauce convergente hacia la comprensión y la integración de los datos y hallazgos científicos en una visión unitaria y totalizadora de la dinámica psíquica y psicopatológica.

Del análisis de todos los hechos aportados por la investigación a los cuales hemos venido haciendo referencia queremos destacar de forma esquemática:

1º.- Que existen una serie de estructuras (diencéfalo anterior, sistemas neuronales monoaminérgicos, sustancia reticular activadora ascendente) de los cuales hemos hablado en capítulos anteriores que configuran una serie de resortes activadores de la función cortical.

2º.- Que por otro lado existen una serie de mecanismos y complejas conexiones funcionales, es decir, otra serie de estructuras (determinadas formaciones bulbares según Moruzzi, y en particular -pensamos nosotros- las olivas bulbares, el cerebro y sus conexiones con el hipocampo, así como la proyección a la corteza cerebral de los axones de Purkinje con escala en núcleo dentado y ventrolateral) que representan un sistema de control inhibidor de los mecanismos activadores de la serie anterior.

Esto es así tanto si nos atenemos a formaciones filogenéticamente antiguas (la psicología experimental demuestra la existencia de áreas impulsoras en los animales de experimentación en una larga serie de aportaciones de Bard, Hess, Fulton, Le Gross, Kleist, Karplus, Ranson, Cannon, Smythies, Vartanian etc en la serie activadora, y la existencia de una serie de estructuras y sistemas con función inhibidora como se desprende de los trabajos de Moruzzi, Smythies, Curtis etc) como si nos atenemos a formaciones filogenéticamente más modernas (aportaciones de la clínica humana sobre la función activadora del infundíbulo: Foerster, Fuxe, Wagner; de los tubérculos mamilares: Grünthal, Gamper; y aportaciones conceptuales sobre el sistema neoinhibidor filogenéticamente reciente que nosotros hemos deducido de la demostrada importancia inhibidora, coordinadora, matizadora y controladora -de una forma flexible y dúctil- de la praxis superior a partir de las células de Purkinje).

La deducción de la existencia -que nosotros propugnamos- de dicho importantísimo sistema inhibidor se puede hacer basándose en los datos obtenidos en los grandes cuadros desinhibidos producidos experimentalmente, en la participación que los principios activos de la inhibición (GAD, GABA) ejercen en el control inhibitorio cortical, y en la afectación de las células de Purkinje y sus conexiones en cesta en los grandes cuadros de desinhibición. A lo que se podría añadir la detención de los procesos epilépticos por estímulos cerebelosos, la correlación filogenética entre el desarrollo de la complejidad funcional de la mano paralelamente al de las olivas bulbares y del cerebelo en concordancia con la aparición de la vida psíquica superior.

La dualidad de sistemas -activadores por un lado e inhibidores por otro- que se interpenetran e influencian mutuamente es ostensible no solo en las complejas estructuras del sistema nervioso central sino que se evidencia también en lo que podríamos denominar sus correlatos histoquímicos: funciones activadoras de los transmisores monoaminérgicos (noradrenalina -Smythies, Vartanian, Fuxe-, dopamina -Gamper, Corrodi, Muscholl, Malmfors-, serotonina -Coppen-) cuya interdependencia funcional hemos descrito, y funciones inhibidoras de los aminoácidos que facilitan la transmisión de impulsos nerviosos inhibidores (GABA, glicocola y el mismo ácido glutámico bajo la acción de la GAD -Curtis, De Robertis, McLennan-).

Pero acaso el argumento más sólido e importante de la existencia de estas dos series, y de la necesaria armonía y equilibrio entre ellas por lo que se refiere a la dinámica psíquica, es que si hasta la función nerviosa más elemental, la que rige un acto motor simple -por ejemplo, la flexión del brazo- precisa de impulsos activadores hacia determinadas neuronas motoras para que se contraigan los músculos agonistas, pero precisa también al mismo tiempo e ineludiblemente la existencia de impulsos inhibidores a partir de los mecanismos del paleocerebelo para relajar los músculos antagonistas, no debe haber razón alguna para suponer que esto -que en definitiva es el cumplimiento de una de las leyes fundamentales de la dialéctica- no se cumpla a un nivel más y más elevado. O, por mejor decir, *la ley de la unidad entre contrarios* es una ley de cumplimiento universal, y si bien su percepción es clara y evidente en el análisis de un acto tan simple como es la flexión de una extremidad, estamos en rigor obligados admitida su universalidad a investigar de qué forma y por la intervención de qué peculiares mecanismos se cumple en las funciones más complejas y evolucionadas: en la dinámica psíquica, en la praxis superior entendida en el sentido amplio en que la hemos definido.

Aparte de las pruebas que comienzan a apuntar en este sentido, y a las que hemos venido haciendo referencia, parece lógico admitir que si la praxis elemental es una unidad entre contrarios expresada entre:

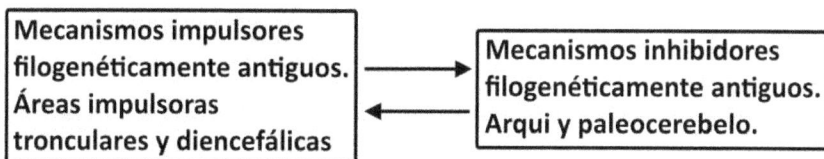

Mecanismos impulsores filogenéticamente antiguos. Áreas impulsoras tronculares y diencefálicas	Mecanismos inhibidores filogenéticamente antiguos. Arqui y paleocerebelo.

La praxis elevada del sujeto humano vendría expresada por:

Mecanismos impulsores filogenéticamente modernos. Áreas impulsoras tronculares, mesodiencefálicas y límbicas, más córtex	Mecanismos inhibidores filogenéticamente más modernos. Oliva bulbar, neocerebelo, capa supragranular del córtex.

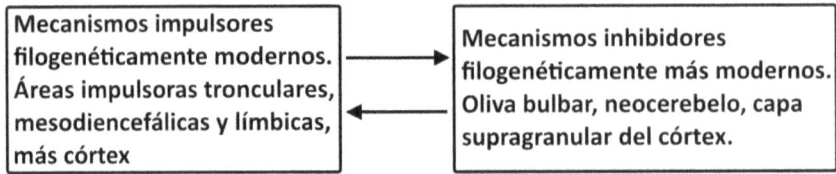

Esta exposición que precede -sobre *la unidad entre contrarios* en la dinámica nerviosa y en la dinámica psicoafectiva- es claro que se trata de una visión del problema muy esquematizada, que ha de servir de base para la comprensión de lo que podríamos llamar líneas maestras o estructura básica de la dialéctica psíquica y psicopatológica, en cuanto a la consideración de los factores biológicos que en ella intervienen. Deliberadamente hemos efectuado el esquema de este modo tan simplista para una mayor claridad expositiva de nuestra concepción de una psicopatología dialéctica, que seguidamente intentaremos exponer.

En el análisis posterior de los diferentes cuadros psicopatológicos hemos de ver cómo a este esquema básico se le sobreñaden, en la realidad vital, tantos matices y tal variedad de colorido y contenidos vivenciales tan distintos (sustentados todos estos factores en parte sobre la intervención de mecanismos orgánicos complejos y de mecanismos y estructuras cerebrales variados y numerosos) que la referida realidad vital del cuadro psicopatológico ya establecido resulta un edificio supraestructurado muy complejo, aun sin añadir la auténtica supraestructura psíquica con la que ha de formar un todo indivisible, en lo que hace a la dialéctica individuo-entorno. Por todo lo cual aquellas líneas maestras, aquellas estructuras básicas de la dialéctica psíquica esquematizadas más arriba, quedan invisibles en los cuadros ya constituidos, en el fondo de tan complicado edificio patológico.

El examen de los cuadros psicopatológicos ya establecidos, tan complejos, estudiados desde todos los caminos de la investigación, ha dado lugar a una enorme variedad de aportaciones científicas de muy variada índole y procedencia -buena parte de la cuales han sido expuestas en los capítulos precedentes-, que por supuesto han proporcionado multitud de conocimientos necesarios y ciertos sobre el suceder psíquico y psicopatológico, pero nos han alejado de la *comprensión* del problema desde el punto de vista unitario. Nosotros pretendemos -creemos que ya es ocasión de hacerlo, antes de que la diáspora científica al respecto sea más abrumadora- a partir del esquema central de la *unidad entre contrarios* y, bien establecido ese andamiaje (que necesariamente peca de esquemático), ir colocando en él con orden y con sentido todos los factores que adheridos a la estructura central van a configurar la totalidad del fenómeno psicopatológico tal como se nos da establecido en la realidad vital, en la manifestación clínica.

Los cauces de la dialéctica interna. Los contenidos

Básicamente queda pues establecido que el elemento primario de la actividad psíquica es el impulso, y que para que este impulso actúe, se desenvuelva o brote de una manera armónica, de una forma vital, es preciso que esté modulado por su contrapartida la inhibición, que es la que condiciona una dirección de sentido. El ser vivo es un ser dirigido hacia el entorno, siendo a la vez mediante la acción de aquel entorno sobre él como se condiciona la individualidad. Pero es claro que esta individualidad con impulsos hacia el medio y con condicionamientos desde el medio es en la dinámica psíquica muy compleja, y va afirmándose en el transcurso de la vida. Es decir, el desenvolvimiento de la vida psíquica va a ir reproduciendo de una forma abreviada o acelerada (desde el punto de vista ontogénico) la complejidad progresiva que filogenéticamente -desde los seres vivos más elementales- va adquiriendo el impulso vital hacia el medio, y la configuración de este impulso vital por la actividad del medio hacia el individuo hasta llegar a esa integración armonizada y armonizadora que podríamos denominar la conciencia individual del ser humano; o, expresado de un modo más correcto, las estructuras del proyecto vital de cada individuo con los cauces exactos y estrictos por los cuales pueden discurrir las series de sus vivencias internas.

En el esquema básico de la unidad entre contrarios que hemos establecido como sustrato de la dialéctica interna en la dinámica psicoafectiva, la actividad hacia el medio estaría representada biológicamente, neurofisiológicamente, por las áreas cerebrales impulsoras o excitadoras antiguas o recientes, tantas veces citadas, y los condicionamientos del medio han ido plasmando multimilenariamente (mejor: multimillonariamente) en los sistemas inhibidores antiguos, representados por el arqui y el paleo cerebelo, y recientes, representados por los sistemas olivo-neocerebelosos. Ahora bien, esta complejidad progresiva de las estructuras va estableciendo en el ser humano de una forma muy acusada los "condicionamientos posibles", del mimo modo que la historia de la humanidad considerada en conjunto es la de sus condicionamientos de posibilidad (Michael Foucault), y esos condicionamientos posibles de su existir representan, expresado de otra manera, unos *contenidos* vivenciales.

Vistas así las cosas, lo que a nosotros nos interesa es lo siguiente: ¿Cómo se constituyen y se mantienen dentro de la dinámica psíquica los cauces para el desenvolvimiento individual hacia la interioridad y hacia el entorno, y por ende los contenidos de esos cauces? El problema es naturalmente muy complejo y solo parcialmente conocido, pero vamos a analizar algunos factores biológicos (que son los que de momento nos interesan) muy importantes:

Estudiando H. Hyden los mecanismos bioquímicos vinculados a la memoria y la importante misión complementaria y nutritiva de las células gliales que envuelven a las neuronas, encontró que el gran contenido en ARN de las células gliales se incrementa en virtud del esfuerzo de aprendizaje (el aprendizaje es en definitiva la reiteración de los condicionamientos del medio), y así mismo que en virtud de ese esfuerzo de aprendizaje no solo se incrementaba la cantidad de ARN sino que variaba la proporción de los distintos nucleótidos que integrantes del mismo.

Casi simultáneamente McConnell estudia el sistema nervioso de los planarios -que tienen la ventaja de ser muy elementales, y pueden regenerarse a partir de fragmentos de planario escindidos en dos o más pedazos- y encontró que el reflejo condicionado establecido mediante una luz intensa a la par que una descarga eléctrica se conserva en los planarios formados por la regeneración de un fragmento de planario escindido en el que previamente se había establecido dicho reflejo condicionado. Por otra parte, la adquisición del reflejo era más rápida en los planarios que habían ingerido fragmentos de planario en los que previamente a su escisión hubiera sido establecido el reflejo condicionado. La confirmación por otros investigadores de estos extremos les hizo pensar que el aprendizaje adquirido estaba ligado a una determinada fracción molecular, que suponían era el ARN.

Los experimentos de Corning parecen confirmar estas sospechas, ya que demostró que si los planarios escindidos se regeneraban en un medio rico en ribonucleasa, fermento que específicamente destruye la molécula de ARN, el reflejo condicionado se debilitaba grandemente. Aunque sus experimentos fueron perdiendo credibilidad (se ha sugerido incluso que su ribonucleasa podría no encontrase activa bajo las condiciones de sus experimentos y que las diferencias que encontró entre los segmento de cabeza y cola de los planarios podrían deberse a diferencias de desarrollo en los especímenes regenerados más que a los efectos de la ribonucleasa sobre la retención -Westerman-) fundamentalmente por su escasa reproducibilidad, el descubrimiento en los años noventa de diferentes tipos de ARN y de la complejidad de sus funciones ha incentivado la reevaluación de sus trabajos.

Otros autores demostraron que la ribonucleasa administrada a los mamíferos debilitaba grandemente la capacidad de retención de la memoria; además, las investigaciones de Spiegel y Spiegel-Adolf demostraban que en los fenómenos de cromatolisis celular -que se producen en los enfermos afectos de conmoción cerebral- se libera una gran cantidad de ribonucleasa, lo cual coincide en la clínica con la implantación de un síndrome amnésico.

Es interesante el resultado obtenido en experimentos con ratas divididas en dos grupos: uno en un ambiente carente de estímulos y otro en un medio provisto de gran número de obstáculos, laberintos, túneles, escalas y diferentes tareas para realizar. A los ocho días se sacrificó a ambos grupos y se analizaron los cerebros: las ratas que habían tenido que efectuar un aprendizaje más intenso presentaban un córtex 4'6 veces más denso de media que las ratas del grupo de ambiente más empobrecido. Naturalmente, estas y muchas otras aportaciones existentes tienden a establecer una vinculación del ARN con el aprendizaje y la memoria; ahora bien, no es posible establecer por el momento si la molécula de ARN es el "soporte" del aprendizaje adquirido o proporciona solamente los cimientos para la construcción de otras moléculas-proteínas que se integran más íntimamente con los recuerdos.

De todas formas lo que venimos llamando memoria es una faceta de la total dinámica psíquica y en modo alguno se puede separar del resto de la mente, constituyendo por otra parte un proceso biológico muy complejo -como toda dinámica psíquica-.

Es muy importante señalar, y hoy en día es un hecho admitido, que el ADN del núcleo celular es el centro de la información genética de la célula, en su estructura de doble hélice y con sus cuatro bases nitrogenadas (adenina, guanina, citosina y timina). Las posibilidades del mensaje contenido por ejemplo en el ADN de un cromosoma humano se pueden expresar por el hecho de que en él se encuentran concentradas más de cinco millones de bases emparejadas, y en términos generales la disposición-ordenación de las cuatro bases del ADN admite un elevado número de combinaciones, prácticamente infinito. Pero lo que de momento nos interesa es que el ADN al transmitir el código genético tiene que intervenir en la síntesis de proteínas que se forma en el interior de la célula. La síntesis proteica comienza en el núcleo de la célula, dónde merced a la ARN polimerasa se transfiere la información de secuencias de ADN a ARN (mensajero) -es el proceso llamado transcripción o síntesis de ARN mensajero-. A continuación -en la fase conocida como traducción, o síntesis proteica propiamente dicha- el ARNm convierte las secuencias de bases en secuencias de aminoácidos de una proteína, y tiene lugar en los ribosomas. En este proceso de síntesis proteica intervienen tres tipos de ARN:

ARM mensajero: copia las instrucciones de ADN sintetizando moléculas de ARN complementario al ADN; podría decirse que es el "molde" para la construcción de la proteína.

ARN ribosómico: es parte de la estructura de los ribosomas (donde sucede propiamente la síntesis proteica).

Tiene una función enzimática al facilitar las interacciones para que el ARN m se acomode en el ribosoma y sea leído por los ARNts, y al mismo tiempo interviene en la creación de enlaces peptídicos entre los aminoácidos del polipéptido en formación durante la síntesis de las proteínas.

ARN de transferencia: es el trasportador que coloca cada aminoácido en su lugar correspondiente específico dentro de la cadena; funciona como molécula transductora de ARN a proteína haciendo posible que se traduzca la información de la secuencia del ARNm a una secuencia de aminoácidos.

Esquemáticamente:

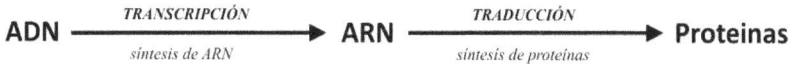

$$\text{ADN} \xrightarrow[\textit{síntesis de ARN}]{\textit{TRANSCRIPCIÓN}} \textbf{ARN} \xrightarrow[\textit{síntesis de proteínas}]{\textit{TRADUCCIÓN}} \textbf{Proteinas}$$

Evidentemente relacionado con la casi infinita complejidad de las estructuras del ARN y del ADN están dos hechos vitales que en cierto modo se aproximan conceptualmente, en tanto están dotados de la capacidad de codificar información en lo que se refiere al ARN y de transmitir información genéticamente en los que se refiere al ADN: estos dos hechos son por un lado la posibilidad de adaptación filogenética de los procesos de aprendizaje, y por otro los cauces sutiles por los que el ser vivo se interpenetra e influencia con el cosmos. Konrad Lorenz describe los resultados obtenidos por Braemer y Schwassmann cuando investigan la orientación por el sol de los peces rueda (centrarchidae) norteamericanos y los cíclidos de colores de centro y Suramérica (aequidens portalegrensis). Los peces rueda viven en el hemisferio norte y pueden calcular la marcha del sol con peculiares movimientos de izquierda a derecha; cuando se acostumbró a estos peces a vivir en un sol "meridional" -bien trasladándolos al hemisferio sur, bien mediante un sol artificial- se trasladaban por un movimiento acimutal de derecha a izquierda; pero cuando los nuevos ejemplares se criaban bajo una luz permanente se movían de nuevo de izquierda a derecha, con una velocidad acimutal doble de la lograda a pleno sol. Los cíclidos se orientaron bien tanto en un sol septentrional como en uno meridional, pero los peces jóvenes acostumbrados a regirse por el sol septentrional efectuaban un cálculo doble cuando eran trasladados al hemisferio sur.

Según Konrad Lorenz, los "relojes internos" regulan las modificaciones del comportamiento, que varían siguiendo el ritmo astronómico y se desajustan, adelantan o atrasan, cuando están en un medio distinto o absolutamente constante e invariable.

Nuevamente es preciso dejar aquí solo esbozada una cuestión que, aun siendo de interés básico, corresponde a la problemática de las relaciones del ser vivo con el medio cósmico, vastísimo campo de investigación inmediata futura pero que en este momento se escapar del objeto de nuestro estudio. Nos hemos referido a ella así como a los mecanismos biológicos relacionados con el aprendizaje y la adaptación -en los que parece evidente la intervención del ARN y del ADN- de una forma sumaria, tal como permite el estado actual de las cosas, solamente como aportación (si bien imprecisa) necesaria para un intento de comprensión de la manera de influir el entorno con los *condicionamientos posibles*, los *contenidos*, los cauces por los que se ha de expresar la individualidad hacia su interioridad y hacia el entorno, ya que el problema a estudiar en este momento del análisis es el de la dialéctica interna en cuanto a las estructuras orgánicas y los factores biológicos individuales. Pero, ineludiblemente, al exponer la importancia de determinados factores de sumo interés (ARN, ADN) en la configuración de esos cauces psicodinámicos y sus contenidos, hemos tenido que conectar conceptualmente con problemas importantísimos que demuestran la evidencia de la integración del ser vivo en el medio ambiental (y cósmico). Y aunque el conocimiento de estas cuestiones es aún muy rudimentario, pone no obstante de manifiesto la evidencia de un hecho ineludible e inexorable: que la división -expositiva- de la dialéctica dentro de los límites solipsistas individuales que ahora nos ocupa por un lado, y la dialéctica en cuanto individuo-colectividad-entorno que analizaremos en la segunda parte de este libro es solamente eso: una división expositiva, hecha -al menos ese es nuestro propósito- en gracia a una ordenación que permita ver con mayor claridad dentro de una sistemática el complejo problema de la dinámica psicoafectiva. Pero en modo alguno corresponde a la auténtica realidad vital psicofísica, en la cual el ser en cuanto a individuo, en cuanto ser colectivo, en cuanto ser telúrico y cósmico, constituye una unidad total e indivisible.

En este momento queremos hacer hincapié en el hecho de que reiteradamente en las líneas que preceden hemos hablado de condicionamientos posibles, de cauces y de contenidos, y hemos ido eludiendo paulatina y progresivamente el término memoria. La razón de este modo preferencial de expresar las cosas viene dada porque, desde nuestro punto de vista, los términos cauce, condicionamiento posible, y también contenido, están más estrictamente ajustados a lo que queremos definir: en el esquema de unidad entre contrarios impulso-inhibición que hemos propuesto estos conceptos son aplicables tanto a uno como a otro de los dos extremos que constituyen el esquema dialéctico. Un cauce o un condicionamiento de las áreas impulsoras expresa un contenido en la misma medida que un cauce o condicionamiento en la actividad inhibidora. O, por mejor decir, es mediante la síntesis de ambos extremos impulso-inhibición -encauzados ambos de una peculiar manera- como se condiciona un contenido, y aquí es donde juegan un papel importante el ARN y el ADN (además de otros factores).

El término memoria ha sido utilizado con fines de aproximación por la fuerza misma del lenguaje establecido, y por la misma razón será forzosamente aún utilizado para una mejor comprensión en la descripción de las alteraciones psicopatológicas concretas y en el análisis de determinados problemas de la clínica; pero en el análisis riguroso de la dinámica del suceder psíquico no encaja, en cuanto parece referirse al antiguo concepto de "función psíquica" como entidad autónoma o elemento individualizado del psiquismo.

Su significado *estático*, como fotografía de los aconteceres vivenciales, como "engrama" que se almacena, que se guarda y posteriormente se recupera y se maneja, no es acorde con una visión actual del acontecer real. La memoria así entendida nos da la imagen de un "elemento psíquico" asentado en la gnosis, como almacenado está un libro en los estantes de una biblioteca, el cual eventualmente se extrae de la misma para acomodar la praxis de una determinada manera. Pero ya hemos advertido al comienzo de este estudio que según nuestro modo de ver las cosas no se puede hablar de "funciones psíquicas" por no ser acorde con la realidad vital, y del mismo modo no concebiremos el *ser humano con dos cerebros* (cerebro de la gnosis, cerebro de la praxis). La dinámica psíquica es un acto unitario, es la síntesis de dos elementos opuestos impulso-inhibición, y solo la totalidad tiene sentido. Por otra parte, y para reforzar este razonamiento, recuérdese que anteriormente ya hemos advertido que la praxis no siempre es un concepto kinético. Es más, en la especie humana particularmente, la praxis superior no es acción (en el sentido de desplazamiento espacio-temporal) sino que, forzados a utilizar conceptos antiguos, la praxis superior se aproxima más al concepto de "conocimiento" -la praxis entendida como ética, como actitud vital, como un saber y un estar-, del mismo modo que la gnosis no es siempre "conocimiento" sino que en ciertos estados extremos se aproxima más al concepto de acción (recuérdese cómo la percepción o sensación angustiosa de un hecho se manifiesta más que por una gnosis lúcida por una hiperkinesia y por una "muerte simulada" akinética -formas de angustia activa y angustia pasiva descritas por Roubicek-).

ABREVIATURAS

5-HT – 5 hidroxitriptamina o serotonina.

5-HTP – 5 Hidroxitriptofano

5-HTDC / 5-HTPDC – 5 Hidroxitriptofano decarboxilasa

6-OHDA – 6-hidroxidopamina o 2,4,5-trihidroxifeniletilamina

AADC – Decarboxilasa de los aminoácidos aromáticos

AC – Adenilciclasa

ADN – Ácido desoxirribonucleico

AMPc – Adenosin monofosfato cíclico

ApoE – Apolipoproteína E

APP – Proteína precursora del amiloide

ARN – Ácido ribonucleico

ARNm – ARN mensajero

ARNr – Arn ribosómico

ARNts – ARN de transferencia

ATP – Adenosin trifosfato

BC – Betacarbolinas

BE – β-endorfina

BL – β-lipotropina

Bufotenina – N-dimetil-5-hidroxitriptamina

CA – Catecolaminas

CCK – Colecistoquinina

COMT – Catecolometiltransferasa

D1, D2, D3, D4 – Receptores Dopaminérgicos, tipos de

DA – Dopamina, dopaminérgico

DBH – Dopamina beta hidroxilasa

DIQ – Dihidroisoquinolinas

DMPAA – ácido 3,4-dimetoxi-fenilacéctico

DMPEA – 3,4 dimetoxifeniletilamina

DMT – Dimetiltriptamina (N,N-dimetiltriptamina)

DOMA – ácido 3-4 dihidroximandelico

DOPA – Dihidroxifenilalanina

DOPA-DC – DOPA decarboxilasa

DOPAC – ácido 3,4-dihidroxi fenilacético

DSM – Diagnostic and Statistical Manual of Mental Disorders

EEG – Electroencefalograma

GA – Acido glutámico

GABA – Acido gammaaminobutírico

GAD – Decarboxilasa del ácido glutámico

Gly – Glicina

GTP – Guanosin trifosfato

H 44/68 – Ester metílico de metiltirosina

HVA – Ácido homovanílico

IMAO – Inhibidor de la MonoAminoOxidasa

IRS – Inhibidor de la recaptación de serotonina

ISRS – Inhibidor selectivo de la recaptación de serotonina

ISRNS – Inhibidor selectivo de la recaptación de noradrenalina
y serotonina

LCR – Líquido cefaloraquídeo.

leu-ENK – leucina-encefalina (leu-encefalina)

MAO – Monoaminooxidasa

Met – Metionina

met-ENK – metionina-encefalina (met-encefalina)

MPTP – 1-metil-4-fenil-1,2,3,6-tetrahidropiridina

MSO – D,L-metionina-d, l-sulfoximina

NA – Noradrenalina o norepinefrina, noradrenérgico.

PET – Tomografía por emisión de positrones

Phe – Fenilalanina

PIF – Factor inhibidor de la prolactina

PIF – Parkinsonismo inducido por fármacos

PP – Fosfato de piridoxal

PRL – Prolactina

RDC - Research Diagnostic Criteria

SAM – Sulfo-adenosil-metionina

SNC – Sistema Nervioso Central

SPET – Tomografía por emisión de fotón único

SS – Same-sintetasa

TH – Tirosina hidroxilasa

TIQ – Tetrahidroquinolinas

TPH – Triptofano hidroxilasa

TRH – Hormona liberadora de tirotropina

Tyr – Tirosina

INDICE ONOMÁSTICO

BIBLIOGRAFÍA

Ahn HA, Walker RW, VandenHeuvel WJA, Rosegay A, Mandel LR. Studies on the in vivo biosynthesis of N,N-dimethyltryptamine (DMT) in the rabbit and rat. Fed Proc 1973, 32: 511.

Alexopoulos GS, Meyers BS, Young RC, Abrams RC, Shamolan CA: Brain changes in geriatric depression. International Journal of Geriatric Psychiatry, vol. 3: 157-161 (1998).

Alexopoulos GS: Heterogenicity and comorbidity in dementia-depression syndromes. International Journal of Geriatric Psychiatry, vol. 6:125-127 (1991).

Alpert M, Diamond F, Weisenfreund J, Taleporos E, Friedhoff AJ. The neuroleptic hypothesis: study of the covariation of extrapyramidal and therapeutic drug effects. Br J Psychiatry. 1978 Aug; 133: 169-75.

Althusser L. La revolución teórica de Marx. Siglo XXI, México, 1967.

Andén NE, Corrodi H, Fuxe K, Hökfelt T. Increased impulse flow in bulbospinal noradrenaline neurons produced by catecholamine receptor blocking agents. European J Pharmacol 1967, 2: 59-64.

Andén NE, Butcher SG, Corrodi H, Fuxe K, Ungerstedt U. Receptor activity and turnover of dopamine and noradrenaline after neuroleptics. Eur J Pharmacol. 1970; 11(3):303–314.

Andén NE, Corrodi H, Fuxe K. Effect of neuroleptic drugs on central catecholamine turnover assessed using tyrosine- and dopamine- -hydroxylase inhibitors. J Pharm Pharmacol. 1972; 24:177–182.

Andén NR. Dopamine turnover in the corpus striatum and the limbic system after treatment with neuroleptic and anti-acetylcholine drugs. J. Pharm. Pharmacol. 1972, 24: 905-906.

Andén NR, Stock G. Effect of clozapine on the turnover of dopamine in the corpus striatum and in the limbic system. J. Pharm. Pharmacol. 1973, 25 (4): 346-48.

Andersen G, Vestergaard A, Riis JO, Ingeman-Nielsen M. Dementia of depression or depression of dementia in stroke? Acta Psychiatr Scand 1996, 94: 272-278.

Andreassen NC. Positive vs Negative Schizophrenia. A critical evaluation. Schizophrenia Bulletin 1985, 11: 380-389.

Andreasen NC, Flaum M, Arndt S. The Comprehensive Assessment of Symptoms and History (CASH): An instrument for assessing psychopathology and diagnosis. Archives of General Psychiatry, 49:615-623, 1992.

Andreasen NC, Flaum M, Swayze VW, Tyrell G, Arndt S. Positive and negative symptoms in schizophrenia: A critical reappraisal. Archives of General Psychiatry, 47:615-621, 1990.

Andreasen NC, Olson S. Negative and positive schizophrenia: Definition and validation. Archives of General Psychiatry, 39:789-793, 1982.

Andreasen NC. The Scale for the Assessment of Negative Symptoms (SANS). Iowa City, IA: The University of Iowa, 1984.

Andreasen NC. The Scale for the Assessment of Positive Symptoms (SAPS). Iowa City, IA: The University of Iowa, 1984.

Andreasen NC. Negative vs Positive Schizophrenia: definition and validation. Arch. Gen. Psychiat. 1982, 39: 789-795.

Andreasen NC. The evolving concept of schizophrenia: from Kraepelin to the present and future. Schizophr Res 1997, 28: 105–109.

Austin MP, Mitchell P, Wilhelm K, Parker G, Hickie I, Brodaty H, Chan J, Eyers K, Milic M, Hadzi-Pavlovic D. Cognitive function in depression: a distinct pattern of frontal impairment in melancholia?. Psychological Medicine 1999, 29 (01): 73-85.

Axelrod J. Metabolism of Epinephrine and Other Sympathomimetic amines. Physiological Reviews 1959, vol 39, n° 4: 751-776.

Axelrod J. Enzymatic formation of psychotomimetic metabolites from normally occurring compounds. Science, 134 (3475): 343, Aug 1961.

Axelrod J. Methyltranferase enzymes in the metabolism of physiologically active compounds and drugs. En Concepts in Biochemical Pharmacology, vol 28/2 (Handbook of Experimental Pharmacology) Brodie B, Gillette J, Ackerman HS eds.; Spinger Verlag, Heildelberg 1971; 609-619.

Bard P. Emotion: I. The Neuro-Humoral basis of Emotional Reaction. En Murchinson CA (editor): Handbook of General Experimental Psychology; Clark University Press, Worcester, Massachussets, 1934, capitulo 6:264-311.

Bard P. Central nervous mechanisms for emotional behavior patterns in animals. Research Publications of the Association for Research in Nervous & Mental Disease, Vol 19, 1939, 190-218.

Behringer K. Der Meskalinrausch, Nachdruck. Springer, Berlin Heilderberg New York 1927.

Behringer K. Der Meskalinrausch: Seine Geschichte und Erscheinungsweise. Springer, 1927.

Behringer K. Berich ueber die deutsch-russie syphilisexpedition. Arc f psychiatry 1935, 103: 359.

Berger PA, Watson SJ, Akil H, Elliot GR, Rubin RT, Pfefferbaum A, Davis KL, Barchas JD, Li CH: β-Endorphin and schizophrenia. Arch Gen Psychiatry 1980, 37 (6): 635-40.

Berrios, G. E. Depressive pseudodementia or Melancholic dementia: a 19th century view. J Neurol Neurosurg Psychiatry 1985, 48: 393-400.

Binswanger L: Psicología moderna y Psiquiatría; Arch Neurobiol 1925, 5 (2): 85-100.

Binswanger, L.: Artículos y Conferencias Escogidas, Madrid, Editorial Gredos, 1973.

Bleuler E. Dementia Praecox oder Gruppe der Schizophrenien. Deiticke, Leipzig 1911.

Bleuler E. Das Autistisch-Undisziplinierte Denken un der Medizin und seine Überwindung. Julius Spriber, Berlin 1921.

Bleuler E. Endocrinologische Psychiatrie. Thieme, Stuttgart 1954.

Bloom F, Segal D, Guillemin R: Endorphins: profound behavioral effects in rats suggest new etiological factors in mental illness. Science 1976, 194 (4265): 630-2.

Braun G, Kalbhen DA, Müller J, Vahar-Matiar H. Determination and occurrence of 3,4-dimethoxyphenylethylamine (DMPEA) in the urine of acute schizophrenics. Eur Arch Psychiat Clin Neuros 1974, 218 (3): 195-210.

Bumke O: Über die Umgrenzung des manisch-depressiven. Irreseins. Zentralbl. f. Nervenheilk. und Psych. 1919.

Bumke O: Die Auflösung der Dementia Praecox. Klinische Wochenschrift March 1924, Volume 3, Issue 11, pp 437-440.

Bumke O. Die gegenwartigen Stromungen in der Psychiatrie. Springer Berlin, 1928.

Bumke O. Nuevo tratado de enfermedades mentales (Leipzig 1923). Seix, Barcelona 1946.

Bunney BS, Aghajanian GK: Antipsychotic drugs and central dopaminergic neurons: a model for predicting therapeutic efficacy and incidence of extrapyramidal side effects. In Sudilovsky A, Gershon S and Berr B (eds.) Predictability in Psychopharmacology: Preclinical and clinical correlations, Raven Press, New York, 1975, 225-245.

Bunney BS, Walters JR, Roth RH, Aghajanian GK. Dopaminergic neurons: effect of antipsychotic drugs and amphetamine on single cell activity. J Pharmacol Exp Ther. 1973 Jun; 185(3): 560–571.

Bunney BS, Chiodo LA, Grace AA. Midbrain dopamine system electrophysiological functioning: a review and hypothesis. Synapse 1991; 9:79–94.

Caine, ED. Pseudodementia: Current concepts and future directions. Arch Gen Psychiatry 1981; 38: 1359-1364.

Cannon, W.B. The James-Lange theory of emotions: A critical examination and an alternative theory. The American Journal of Psychology, 1927, 39: 106–124.

Cannon, W.B. Again the James-Lange and the thalamic theories of emotion. Psychological Review, 1931, 38: 281–195.

Cannon WB. The wisdom of the body. W. W. Norton, New York, 1932.

Cano Hevia JR. El método fenomenológico y la nosología psiquiátrica. Rev. Clin. Valladolid 1951, 41: 25.

Cano Hevia JR. Peculiaridades vivenciales de la senilidad. Acta. III Congr. Nac. Psiquiatria. 1952.

Cano Hevia JR. Modalidades fenomenológicas de la edad involutiva. Acta. III Congr. Nac. Psiquiatria.

Cano JR. La vivencia esquizofrénica (intento de penetración). Rev. Clin. Esp. 1952, 44: 188-195.

Cano Hevia JR. El momento actual de la psicología. Ensayos Breves. Academia Nueva 1954, vol 2.

Cano Hevia JR. Nuevas perspectivas del método fenomenológico en psiquiatría. Aplicación a la psicosis maniaco-depresiva. Rev. Cli. Esp. 1955, T. 57: 102-109.

Cano Hevia JR. Fenomenología de las alteraciones cualitativas de la sensopercepción. Actas Luso Esp Neurol Psiquiatr 1959, 18, 17-23.

Cano Hevia JR. Nueva Psicopatología (Un estudio dialéctico del suceder psíquico y sus alteraciones morbosas). Imprenta Martín, Valladolid 1975.

Cano Hevia JR. La psicosis maniaco-depresiva. Europhrama, 1983.

Cano Hevia JR. Depresiones de evolución tórpida. Europharma (Jarpyo Editores) 1985.

Cano Hevia JR. La epilepsia: Un estudio nosológico. Valladolid 1985.

Carpenter, W.T., Jr.; Strauss, J.S.; and Bartko, J.J. A flexible system for the identification of schizophrenia: A report from the International Pilot Study of Schizophrenia. Science, 1275-1278, 1973.

Carpenter WT jr., Strauss JS. Diagnostic issues in schizophrenia. In Disorders of the schizophrenic syndrome, Bellak L ed., Grune & Stratton, New York 1980.

Carpenter, W.T., Jr.; Bartko, J.J.; Langsner, C.A.; and Strauss, J.S. Another view of schizophrenia subtypes: A report from the International Pilot Study of Schizophrenia. Archives of General Psychiatry, 33:508-516, 1976.

Carpenter, W.T., Jr.; Bartko, J.J.; Strauss, J.S.; and Hawk, A.B. Signs and symptoms as predictors of outcome: A report from the International Pilot Study of Schizophrenia. American Journal of Psychiatry, 135340-944, 1978.

Carpenter, W.T., Jr.; Heinrichs, D.W.; and Wagman, A.M.I. Deficit and nondeficit forms of schizophrenia: The concept. American Journal of Psychiatry, 145:578-583, 1988.

CarpenterWT, Buchanan RW. Domain of psychopathology relevant to the study of etiology and treatment of schizophrenia. In: Schultz SC, Tamminga CT, editors. Schizophrenia: a scientific focus. New York: Oxford University Press; 1989. p 13–22.

Carpenter WT jr, Strauss JS, Bartko JJ. Flexible system for the diagnosis of schizophrenia. Science 1973, 182: 1275-1278.

Coppen A, Shaw DM, Malleson A, Eccleston E, Gundy G. Tryptamine Metabolism in Depression. Br. J. Psychiatry 1965, 111 (479): 993-998.

Corbett L, Christian ST, Morin RD, Benington F, Smythies JR. Hallucinogenic N-methylated indolealkylamines in the cerebrospinal fluid of psychiatric and control populations. Br J Psychiatry. 1978 Feb; 132:139-44.

Corning WC, John ER. Effect of ribonuclease on retention of conditioned response in regenerated planarians. Science 1961, 123: 1363-1365.

Corning, W. C., Ratner, SC (eds). The chemistry of learning: invertebrate research. Spinger 1967.

Corrodi H, Hanson L C F. Central effects of an inhibitor of tyrosine hydroxylation. Psychopharmacologia (Berl) 1966, 10: 116-125.

Corrodi H, Fuxe K, Hamberger B, Ljungdahl A. studies on central and peripheral noradrenaline neurons using a new dopamine- β -hidroxylase inhibitor. Europ. J. Pharmacol 1970, 12: 141-145.

Corrodi H, Fuxe K, Lidbrink P, Olson L. Minor tranquillizers, stress and central catecholamine neurons. Brain Res. 1971; 29 (1): 1-16.

Cramer A: Die Halluzinationen in Muskelsinn bei Geisteskranken und ihre klinische Bedeutung, ein Beitrag zur Kenntnis der Paranoia. Freiburg: Mohr; 1889.

Crow TJ. Molecular Pathology of Schizophrenia: More Than one Disease Process? British Medical Journal 1980, 280: 66-86.

Crow TJ. Positive and negative schizophrenic symptoms and the role of dopamine. Br J Psychiatry 1980 Oct; 137:383-6.

Crow TJ. The two-syndrome concept: origins and current status. Schizophr Bull 1985, 11: 471-486.

Curtis DR, Eccles RM. The excitation of Rebshaw cells by pharmacological agents applied electrophoretically. J. Physiol. 1958, 141: 435.

Curtis DR, Eccles RM. The effect of diffusionnal barriers unpon the pharmacology of cells within the central nervous system. J. Physiol. 1958, 141: 446.

Curtis DR, Phillis JW, Watkins JC. Cholinergic and non-cholinergic transmission in the spinal cord. J. Physiol. 1961, 158: 296.

Curtis DR. Microelectrophoresis. En: Physical Techniques in Biological Research 1964, vol 5. Nastuk WL (ed.); Academic Press, New York, 1964.

Curtis DR, Felix D, McLennan H. GABA and hippocampal inhibition. Br. J. Pharmacol 1970, 40: 881-883.

Dahlström A, Fuxe K. A method for the demonstration of monoamine containing nerve fibers in the central nervous system. Acta Physiol. Scand. 1964 60: 293-295.

Dahlström A, Fuxe K. Localization of monoamines in the lower brainstem. Experientia, Basel, 1964, 20:398-399.

Dahlström A, Fuxe K. Evidence for the existence of monoamine-containing neurons in the central system. I. Demonstration of monoamines in the cell bodies of brain stem neurons. Acta. Physiol. Scand. 1964, 62 (suppl 232): 1–55.

Dávila R, Zumárraga M, Zamalloa MI, Friedhoff AJ. Excretion of 3,4-dimethoxyphenylethylamine. Central and peripheral synthesis. Arch Neurobiol (Madr). 1984 Jan-Feb; 47(1):19-28.

De Robertis E, Sellinger OZ, Rodríguez de Lores, Alberici M, Zieher LM. Nerve endings in methionine sulphoximine convulsant rats, a neurochemical and ultrastructural study. J Neurochem. 1967 Jan; 14(1):81–89.

De Robertis E. Modificaciones neuroquímicas en la epilepsia experimental. Triang. 1972, vol 10, n° 3: 93-94.

De Robertis E, Pellegrino de Iraldi A, Rodriguez de Lores Arnaiz G, Salganicoff L. Cholinergic and non-cholinergic nerve endings in rat brain. I. Isolation and subcellular distribution of acetylcholine and acetylcholinesterase J. Neurochem 1962, 9: 23-35.

Delbrück H. Epileptisch und Epileproid. Gedanken zum Körperbau und Charakter problem. Arc. f. Psychiatr Nervenkr 1928; 82 (1): 708-718.

Delbrück H. Über die körperliche Konstitution bei der genuinen Epilepsie. Arch f. Psychiatr Nervenkr 1926; 77 (1): 555-572.

Dilthey W. Introducción a las ciencias del espíritu. Revista de Occidente, Madrid 1966.

Duchemin AM, Euvrard C, Ziegler M: Confrontaciones Psiquiátricas. Los Neuromediadores (1) (La dopamina; las neuronas colinérgicas; los neuropéptidos). Rhone Poulenc Pharma, Madrid 1985.

Duchemin A.M. "Les grands neuromediateurs: la dopamine." Confrontations Psychiatriques. Vol. 11, (January 1983.): 77-96.

Endicott J, Spitzer RL. A diagnostic interview: the schedule for affective disorders and schizophrenia. Arch Gen Psychiatry. 1978 Jul; 35(7):837-44.

Endicott J, Nee J, Cohen J, Fleiss J, Williams JBW, Simon R. Diagnostic criteria for schizophrenia: Reliabilities and agreement between systems. Archives of General Psychiatry 1982, 39: 884-889.

Endicott J, Spitzer RL. Current and Past Psychopathology Scale (CAPPS) Rationales, Reliability, and Validity. Archives of General Psychiatry 1972, 27: 678-687.

Engels F. The origin of the family, private property and the state. Charles Kerr, Chicago, 1902.

Engels F. El origen de la familia, la propiedad privada y el estado. Fundamento, Madrid, 1970.

Fabing HD, Hawkins, JR (1956). "Intravenous bufotenine injection in the human being". Science 123 (3203): 886–7.

Falck B, Hillarp NA, Thieme G, Torp A. Fluorescence of catechol amines and related compounds condensed with formaldehyde. Brain Res Bull. 1982 Jul-Dec; 9(1-6):xi-xv.

Feighner JP, Robins E, Guze SB, Woodruff RA Jr, Winokur G, Munoz R. Diagnostic criteria for use in psychiatric research. Archives of General Psychiatry 1972, 26 (1): 57-63.

Fischer P. The spectrum of depressive psuedodementia. J. Neural Transm 1996, 47 (suppl): 193-203.

Fischer P, Simanyi M, Danielczyk W. Depression in Dementia of the Alzheimer Type and in Multi-Infarct Dementia. Am J Psychiatry 1990, 147: 1484-1487.

Flechsig, P. (1901) Developmental (myelogenetic) localisation of the cerebral cortex in the human subject. Lancet 2, 1027–1029.

Flechsig, P. (1920) Anatomie des Menschlichen Gehirns und Rückenmarks auf Myelogenetischer Grundlage. Leipzig: Thieme.

Fleiss, J. L. (1973). Statistical Methods for Rates and Proportions. New York: John Wiley & Sons.

Fleiss, J. L. (1986). Design and Analysis of Clinical Experiments. New York: John Wiley & Sons.

Fleiss, J. L. (1971). "Measuring nominal scale agreement among many raters". Psychological Bulletin 76 (5): 378–382.

Foerster O., Gagel O. Ein Fall von Ependymcutie des III Ventrikels. Ein bweitrag sur Frage der Beziehungen psychischer Storungen zum Hirnstamn. Ztschr. u. Psychiat. 1934, 149: 312.

Foerster O. Die Pathogenese des epileptischen krampfanfalles. Dtsch. Z. Nervenheilk 1926, 94: 15-53.

Folstein MF, McHugh PR: Dementia syndrome of depression. En: Katzmann R, Terry D, Bick LK (eds). Alzheimer's disease, senile dementia and related disorders: Aging. Raven Press, New York, NY, 1978, vol 7 pp 87-93 3 veces (87-96 3vecs) (281-289).

Foucault M. Las palabras y las cosas. Una arqueología de las ciencias humanas. Siglo XXI, Buenos Aires, 1968.

Freud S. The Standard Edition of the Complete Psychological Works of Sigmund Freud. Psychoanalytic notes on an autobiographical account of a case of paranoia (dementia paranoides). Vol. 12. London: Hogarth Press, 1971; pp. 3–80.

Freud S. Tótem y tabú. Alianza Editorial, Madrid, 1970.

Freud S. New Introductory Lectures on Psycho-analysis. Norton & Co. incorporated, New York 1933.

Friedhoff AJ (1988) Dopamine as a mediator of a central stabilizing system. Neuropsychopharmacology 3 (1): 189–191.

Friedhoff AJ, Miller JC (1983) Clinical implications of receptor sensitivity modification. Annu Rev Neurosci 6:121–148.

Friedhoff AJ. Biosynthesis of DMPEA and its metabolites in mammalian tissues. Biol Psychiatry. 1973 Apr;6(2):187-91.

Friedhoff AJ, Park S, Schweitzer JW, Burdock EI, Armour M. Excretion of 3,4-dimethoxyphenethylamine (DMPEA) by acute schizophrenics and controls. Biol Psychiatry. 1977 Oct; 12(5):643-54.

Fromm E. Man for himself: an enquiry into the psychology of ethics. Routledge, London, 1949.

Fulton JF, Ingraham FD. Emotional disturbances following experimental lesions of the base of the brain (prechiasmal). J. Physiol. 1929, 67: xxvii-xxviii.

Fulton JF. Physiology of the Nervous System. Oxford University Press, London, 1938.

Fulton JF. Spasticity and the Frontal Lobes — A Review. N Engl J Med 1937; 217:1017-1024.

Fuxe K. Evidence for the existence of monoaminergic neurons in the C.N.S. Acta Physiol. Scand. 1965, 64 (suppl. 247): 39-85.

Fuxe K, Hokfelt T. Detección de los cambios provocados en las neuronas monoaminérgicas centrales por fármacos que actúan sobre el sistema nervioso central. Trig vol 10 n° 3 ed. Esp. 1972, 83.

Fuxe K, Hokfelt T, Johansson O, Jonsson G, Lidbrink P, Ljungdahl A. The origin of the dopamine nerve terminals in limbic and frontal cortex. Evidence for mesocortical dopamine neurons. Brain Res. 1974, 82: 349-355.

Fuxe K, Agnati LF, Ogren SO, Kohler C, Calza L, Benfenati F, Goldstein M, Andersson K, Eneroth P. The heterogeneity of the dopamine systems in relation to the actions of dopamine agonists. Acta Pharm Suec 1983 (suppl 1): 60-79.

Fuxe K, Hokfelt T, Agnati L, Johansson O, Goldstein M, Pérez M, Possani L, Tapia R, Terán L, Palacios R. Cartografía de las neuronas centrales dotadas de catecolaminas: Estudios inmunohistoquimicos con enzimas sintetizadoras. En Lipton MA, Mascio A, Killian KF (eds.) Psicofarmacología, a los treinta años de progreso. Espaxs, Bacelona 1982: 103.131.

Gamper E. Zur Frage der polioencephalitis hemorrhagia der chronischen Alkoholiker. Dtsch. Z. Nervenheilk. 1928, 102: 122-129.

Gamper E, Schlaf, Delirium Tremens, Korsakow'sches Syndrom. Arch. Psychiatr. Nervenkrankh 1929, 86: 294-301.

García Bacca JD (traducción y notas). Los Presocráticos. Fondo de Cultura Económica, Mexico 1993.

Gaupp R. Ueber Paranoische Veranlagung und Abortive Paranoia. Zb Nervenheilk 1910; 30: 65-83.

Gaupp R. Zur Lehere von der Paranoia. Z Ges Neurol Psychiat 1942; 174: 762.

Gerner RH, Catlin DH, Gorelick DA, Hui KK, Li CH: beta-Endorphin. Intravenous infusion causes behavioral change in psychiatric patients. Arch Gen Psychiatry 1980, 37 (6): 642-7.

Gershon S, Herman SP. The differential diagnosis of dementia. J Am Geriatr Soc. 1982, 30 (11 Suppl):S58-66.

Gibss FA, Gibss EL, Lennox WG. Electroencephalographic classification of epileptic patients and control subjects. NeurPsych. 1943; 50(2):111-128.

Gibbs FA, Stamps FW. Epilepsy Handbook. CC Thomas - USA, Springfield, Illinois – 1958.

Gibbs FA, Gibbs EL. Atlas of Electroencephalography. Lew A. Cummings Co., Cambridge, MA, 1941.

Gibss FA, Wegner WR, Gibss EL. The Electroencephalogram in Post-traumatic Epilepsy. J NERV MENT DIS 01/1946; 104(3).

Gibss FA, Wegner WR, Gibss EL. The Electroencephalogram in Post-traumatic Epilepsy. Am. J. Psych Volume 100 Issue 7, May 1944, pp. 738-749.

Gillin JC, Stoff DM, Wyatt RJ. Transmethylation hypothesis: A review of progress. En Psychopharmacology: A Generation of Progress; Lipton MA, DiMascio A, Killam KF eds. Raven Press, New York 1978: 1097-1112.

Giros B, Llorens-Cortes C, Gros C, Schwartz JC. The endogenous tripeptide Tyr-Gly-Gly as a possible metabolite of opioid peptides in rat brain: identification, regional distribution, effects of lesions and formation in depolarized slices. Peptides. 1986 Jul-Aug;7(4):669-77.

Goldstein M, Fuxe K et al: Cartografía de las neuronas centrales dotadas de catecolaminas: Estudios inmunohistoquimicos con enzimas sintetizadoras. En: MA Lipton, A Di Mascio and KF Killam Psycopharmacology. A Generation of Progress; Raven Press, New York 1978, 103-140. (Psychopharmacology: a generation of progress / editors: Morris A. Lipton, Alberto DiMascio, Keith F. Killam New York: Raven Pres, cop. 1978 ISBN:0890041911).

Greengard P., Jen J., Nairn A.C., and Stevens C.F. Enhancement of the glutamate response by cAMP-dependent proteinkinase in hippocampal neurons. Science 1991, 253: 1135–1138.

Greengard P, Allen PB, Nairn AC. Beyond the dopamine receptor: the DARPP-32/protein phosphatase-1 cascade. Neuron.1999; 23:435-447.

Greengard P. The Neurobiology of Dopamine Signaling. Nobel Lecture, December 8, 2000 at hall Adam, Karolinska Institutet, Stockholm.

Gruhle HW. Verstehende Psychologie, Ein Lehrbuch. Georg Thieme Verlag, Stuttgart 1948.

Gruhle HW. On the Psychoses of epilepsy. Z. Ges. Neurol. Psychi. 1936, 24: 148-272.

Gruhle HW. Psychologie der Schizophrenie. In: Berze J, Gruhle HW: Psychologie der Schizophrenie. Springer, Berlin, 1929.

Gruhle HW. Über den Wahn bei Epilepsie. Z. Gesampte Neurol Psychiatry (Z Ges Neurol Psychiat) 1936, 154: 395-399.

Gruhle HW. Epileptische Reaktionen und Epileptische Krankheiten, In: Bumke O: Handbuch der Geiteskrankheiten, Bd. VIII, Spezieller Teil 1930: 669-706 (Berlin Springer-Verlag Berlin Heildelberg 1939).

Grünthal E. Über das corpus mamillare und den Korsakowschen Symptomenkomplex. Conf. neurol 1939, 2: 64-95.

Gunne LM, Lindström L, Terenius J. Naloxone-induced reversal of schizophrenic hallucinations. J. Neural. Transm. 1977, 40: 13-19.

Gunne LM, Lindström L, Terenius L. Naloxone-induced reversal of schizophrenic hallucinations. J Neural Transm. 1977; 40(1):13-19.

Hartman BK, Zide D, Udenfriend S. The use of dopamine β-hydroxilase as a marker for the central noradrenergic nervous system in rat brain. Proc. Natl. Acad. Sci U.S.A. 1972, 69: 2722-2766.

Hartman BK, Udenfriend S. Immunofluorescent localization of dopamine beta-hydroxylase in tissues. Mol Pharmacol. 1970 Jan; 6(1):85-94.

Hartman BK, Zide D, Udenfriend S. The Use of Dopamine β-Hydroxylase as a Marker for the Central Noradrenergic Nervous System in Rat Brain. Proc Natl Acad Sci U S A. 1972 Sep; 69(9): 2722–2726.

Heath RG, Nesselhof W jr., Timmons E. D,L-Methionine-d, l-Sulfoximine Effects in Schizophrenic Patients. Arch Gen Psychiatry. 1966; 14 (2):213-217.

Heidegger M. Ser y Tiempo (traducción de José Gaos). Fondo de Cultura Económica, México, 1951.

Heinrich K: Die gezielte Symptomprovokation mit monoaminoxydasehemmenden Substanzen in Diagnostik und Therapie schizophrener Psychosen. Nevernarzt 1960, 31: 507.

Heinrich K: Psychopharmaka in Klinik und Praxis. Georg Thieme, Stuttgart, 1976.

Hess WR. Die Regulierung der Atmung. Georg Thieme, Lepizig, 1931.

Hess WR. Phsysiologische Aspekte der extrapyramidalen Motorik. Nervenarzt 1942, 15: 457-466.

Hess WR. Die funktionelle organisation des vegetativen Nervensystems. Schwabe, Base, 1948.

Husserl, E. Investigaciones lógicas. Ed. Castell, Revista de Occidente, Madrid 1967.

Hyden H, Lange PW. A differentiation in RNA response in neurons early and late during learning. Proc Natl Acad Sci USA 1965, 53 (5):946-952.

Jacquet YF, Marks N. The C-fragment of β-lipotropin: An endogenous neuroleptic or antipsychotogen. Science 1976, 194: 632-635.

Jasper HH. Electroencephalograpy. In: Penfield W, Erickson TC, eds. Epilepsy and cerebral localization. Charles C. Thomas Publisher, Springfiel, IL. 1941: 380-454.

Jasper H, Kershman J. Electroencephalographic classification of the epilepsies. Arch. Neurol Psychiatry 1941, 45: 903-943.

Jasper H, Pertuisset B, Flanigin H. EEG and cortical electrograms in patients with temporal lobe seixures. Arch. Neurol Psychiatry 1951, 65: 272-290.

Jaspers K. Philosophie. Springer, Berlin 1932.

Jaspers K. Allgemeine Psychopatologie. Springer Verlag, Berlin 1913. Versión española: Psicopatología General; versión de la 51 edición alemana (Saubidet RO y Santillán DA). Beta, Buenos Aires 1963.

Jung CG. Die Psychologie der unbewussten Prozesse: ein Ueberblick über die moderne Theorie und Methode der analytischen Psychologie. Rascher, Zürich 1917.

Jung CG, Wilhelm R. El secreto de la flor de oro. Paidós, Buenos Aires 1955.

Jung CG. El yo y el inconsciente. Miracle, Barcelona 1950.

Jung CG. Teoría del psicoanálisis. Plaza y Janés, Barcelona 1970.

Kahlbaum KL. Die Gruppierung der psychischen Krankheiten und die Eintheilung der Seelenstörungen. AW Kafeman, Danzig 1863.

Kahlbaum K. Die Katatonie. August Hirschwald, Berlin 1874.

Karplus JP. Die Physiologie der vegetativen Zentren. Dtsch. Z. Nervenheilkd 1928, 106: 213-238.

Karplus JP, Kreidl A. Gehirn und Sympathikus. II. Ein Sympathicuszentrum im Zwischenhir. Pflügers Arch. Ges. Psysiol. Menschen Thiere 1920, 135: 401-416.

Karplus JP, Kreidl A. Gehirn und Sympathikus. I. Zwischenhirnbasis und HHalssympathicus. Arch. Ges. Psysiol. Menschen Thiere, 1909: 138-144.

Kebabian JW, Greengard P. Dopamine-sensitive adenyl cyclase. Science.1971; 174: 1346-1349.

Kebabian JW, Caine DB: Multiple receptors for dopamine. Nature 1979, 277: 93–96

Kleist K. Untersuchungen zur Kenntnis der psychomotorischen Bewegungsstörungen bei Geisteskranken. Klindhart, Leipzig 1908.

Kleist K. Gehirnpathologie. Barth, Leipzig 1934.

Klieser E, Lehmann E, Kinzler E, Wurthmann C, Heinrich K. Randomized, double-blind, controlled trial of risperidone versus clozapine in patients with chronic schizophrenia. J Clin Psychopharmacol. 1995 Feb; 15(1 Suppl 1):45S-51S.

Kline NS, Li CH, Lehmann HE, Lajtha A, Laski E, Cooper T: β-endorphin-induced changes in schizophrenic and depressed patients. Arc Gen Psychiat 1977, 34 (9): 1111-1113.

Kolle K. Psiquiatría. Edítorial Alhambra. 1964.

Kolle, K. (1931a) Paraphrenie und Paranoia. Fortschr. Neurol. Psychiat., 3, 319-34.

Kolle, K. Die Primare Verruckheit. Thieme, Leipzig; 1931.

Kraepelin E. Dementia Praecox and Paraphrenia. ES Livingston, Edinburgh, 1919.

Kraepelin E: Psychiatrie. Ein Lehrbuch für Studierende und Ärzte (7 Aufl.). Johann Ambrosius Barth, Leipzig, 1903-4.

Kraepelin E. Psychiatrie. Ein kurzes Lehrbuch für Studierende und Äerzte. Vierte, vollständig umgearbeitete Auflage. Abel Verlag (Arthur Meiner), Leipzig 1893.

Kraepelin E. Hundert Jahre Psychiatrie: Ein Beitrag zur Geschichte menschlicher Gesittung. Springer-Verlag, Berlin Heidelberg, 1918.

Kraepelin E. Diagnose und Prognose der Dementia Praecox. Heidelberger Versammlung 26/27. Dohr Neurol. Psychiatry 1898; 56: 254.

Lange, J. Emil Kraepelin. Psychiatrie. J. A. Barth, Leipzig 1927, 9th ed., Vol I.

Lange, J. Kurzgefasstes Lehrbuch der Psychiatrie, Georg Thieme, Leipzig 1936, 2nd ed.

Lazarus LW, Newton N, Cohler B, Lessor J, Schweon C. Frequency and presentation of depressive symptoms in patients with primary degenerative dementia. Am. J. Psychiat., 144 (1987), Volume 144 Issue 1, January 1987, pp. 41-45.

Lehmann H, Nair NP; Kline NS. β-endorphin and naloxone in psychiatric patients: Clinical and biological effects. The American Journal of Psychiatry, Vol 136 (6), Jun 1979, 762-766.

Lennox WG. Science and Seizures. New Light on Epilepsy and Migraine. Harper & Bros., New York 1941.

Lennox WG, Lennox MA. Epilepsy and related disorders. Little Brown & Co., Boston 1960.

Lévi-Strauss C. La vie familiale et sociale des Indiens Nambikwara. Journal de la Société des Américanistes, 1948, Volume 37 Numéro 1 pp. 1-132.

Lévi-Strauss C. El pensamiento salvaje. Fondo de Cultura Económica, México, 1964.

Lévi-Strauss C. El totemismo en la actualidad. Breviarios del Fondo de Cultura Económica, México, 1965.

Lévi-Strauss C. Antroplogía Estructural. EUDEBA, Buenos Aires, 1968.

Lévi-Strauss C. las estructuras elementales del parentesco. Paidós, Buenos Aires, 1969.

Lévi-Strauss C. Tristes trópicos. EUDEBA, Buenos Aires, 1976.

Levy NA, Serota HM, Grinker RR: Disturbances in brain function following convulsive shock therapy. Electroencephalograpic and clinical studies. Arch Neurol Psychiatr 1942, 7 (6): 1009-1029 .

Liddle PF. Schizophrenie syndromes, cognitive performance and neurological dysfunction. Psychological Medicine 1987, 17: 49-57.

Liddle PF. The symptons of chronic schizophrenia: A reexamination of the positive-negative dichotomy. British Journal of Psychiatry 1987, 151: 145-151.

Liddle PF, Barnes TRE. Syndromes of chronic schizophrenia. British Journal of Psychiatry 1990, 157: 558-561.

Lindström LH, Widerlöv E, Gunne LM, Wahlström A, Terenius L: Endorphins in human cerebrospinal fluid: clinical correlations to some psychotic states. Acta Psychiatr Scand 1978, 57 (2): 153-164.

Lindström LH, Besev G, Gunne LM, Terenius L. CSF levels of receptor-active endorphins in schizophrenic patients: Correlations with symptomalogy and monoamine metabolites. Psychiatry Research Volume 19, Issue 2, October 1986, Pages 93–100.

Lipton SA, Kater SB. Neurotransmitter regulation of neuronal outgrowth, plasticity and survival. Trends. Neurosci. 1989, 12: 265-270.

Lorenz K. Consideraciones sobre las conductas animal y humana. Plaza y Janés, Barcelona 1976.

Lundberg JM, Hamberger B, Schultzberg M, Hokfelt T, Granberg P, Efendic S, Terenius L, Goldstein M, Luft R. Enkephalin- and somatostatin-like immunoreactivities in human adrenal medulla and pheochromocytoma peptides / somatostatin / catecholamine-synthesizing enzymes / chromaffin tissues). Proc. Natl. Acad. Sci. USA Vol. 76, No. 8, pp. 4079-4083, August 1979 .

Luxenburger H. Zur Methodik der empirischen Erbprognose in der Psychiatrie. Zbl ges Neurol Psychiatr 1928; 117: 543–552 .

Luxenburger H. Psychiatrische Erblehre. Lehmann, München-Berlin 1938.

Malmfors T. Studies on adrenergic nerves. The use of rat and mouse iris for direct observations on their physiology and pharmacology at cellular and subcellular levels. Acta Physiol. Scand. 1965, suppl 248: 1-93.

Mandell AJ, Morgan M (1971). Indole(ethyl)amine N-methyltransferase in human brain. Nat New Biol 230: 85–87.

Mathysse S. Antipsychotic drug actions: a clue to neuropathology of schizophrenia? Fed Proc 1973, 32: 200-205.

Matthysse S: Implications of catecholamine systems of the brain in schizophrenia. Res Publ Assoc Res Nerv Ment Dis 1974, 53: 305-315.

Matthysse S: Dopamine and the pharmacology of schizophrenia: the state of the evidence. J. Psychiatr. Res. 1974, 11: 107-13.

Matthysse SA, Lipinski J: Biochemical aspects of schizophrenia. Ann Rev Med, 1975, 26: 551-565.

Matthysse S. Animal models in psychiatric research. Prog Brain Res. 1986; 65:259-70.

Matthysse S, Kling M. Neurochemical and genetic bases of psychopathology: future directions. Behav Genet. 1982 Feb; 12(1):101-9.

Mayer-Gross W. Selbstchilderungen der Verwirrheit. Die oneroide Erlebnisform. Springer-Verlag, Berlin 1924.

Mayer-Gross W. Fünfundzwanzig Jahre Dementia Praecox. Klinische Wochenschrift 1924, 3 (24): 1075-1077.

Mayer-Gross W. Amentia. Klinische Wochenschrift 1925, 4 (41): 1945-1947.

Mayer-Gross W. Die Schizophrenie. Die Klinik. In: Bumke O, editor. Handbuch der Geisteskrankheiten. Berlin, Germany: Springer; 1932. pp. 293–578.

McConnell JV. Memory transfer through cannibalism in planarium. Journal of Neuropsychiatry 1962, 3 (suppl 1): 542-548.

McConnell JV. Comparative physiology: learning in invertebrates. Ann. Rev. Physiol. 1966, 28: 107-136.

McLennan H, Huffman RD, Marshall KC. Patterns of excitation of thalamic neurones by amino-acyds and by acethilcholine. Nature (London) 1968, 219: 387-388.

McLennan H. Synaptic transmission. WB Saunders (Phyladelphia) 1970.

Mielke DH, Gallant DM. An oral opiate antagonist in chronic schizophrenia: a pilot study. Am. J. Psychiat 1977, 134, 1430.

Minkowski E. Le temps veçu. Études phenomenologiques et Psychopatologiques. 1933, Delachaux & Niestlé, Neuchâtel.

Morault P, Palem E, Paty J, Bourgeois ML. Neurophysiologie Clinique/Clinical Neurophysiology 1994; 24 (5): 343-356.

Morault P, Palem E, Paty J, Bourgeois M: Depressive pseudodementia: Diagnostic importance of quantified EEG. Neurophysiol Clin, 24 (5): 343-356 (1994).

Morault P, Palem E, Bourgeois ML; Paty J. Value of computerized EEG and evoked potentials in the diagnosis of depressive pseudodementia. En The Bio-Clinical Interface. Bio-Clinical Psychiatry Mapping Brain Function (Macher JP, Crocq M-A, Nedelec J-F editores), John Libbey Eurotext, París 1995: 145-156.

Morel A. Etudes cliniques. Traité théorique et pratique des maladies mentales considérées dans leur nature, leur traitement et dans leur rapport avec la médecine légale des aliénés. Nancy et Paris, Grimblot et veuve Raybois et Victor Masson, 1851.

Morel F. Introduction à la psychiatrie neurologique. Masson & Cie - Roth & Cie, 1947.

Morgan LH. League of the Ho-dé-no-sau-nee, or, Iroquois. Rochester, New York, 1851.

Morgan LH. La sociedad primitiva. Edymon, Madrid, 1987.

Moruzzi G. Synchronizing influences of the brain stem and the inhibitory mechanisms underlying the production of sleep by sensory stimulation. EEG Clin. Neurophysiol. 1960, Suppl. 13: 231-256.

Murphy DL, Wyatt RJ. Reduced monoamine oxidase activity in blood platelets from schizophrenic patients. Nature 1972, 238: 225-226.

Murphy DL, Wyatt RJ. Enzyme studies in the major psychiatric disorders: I. catechol-o-methyl-transferase, monoamine oxidase in the affective disorders, and factors affecting some behavior.related enzyme activities. En Freedman DS (ed.) The biology of the major psychoses; A comparative analysis. New York, Raven Press, 1975.

Muscholl E, Vogt M. The action of reserpine on the peripheral sympathetic system. J. Phsysiol. (London) 1958, 141 (1): 132-155.

Muscholl E, Maitre L. Release by sympathetic stimulaction os α-methyl-noradrenaline stored in the heart after administration of α-methyldopa. Experientia (Basel) 1963, 19: 658-9.

Nemeroff, Ch. B; Loosen, P.T. 1987. Handbook of Clinical Psychoneuroendocrinology. The Guilford Press. New York.

Nemeroff, Ch. B; Berger, P; Brisette, G. 1987. Peptides in Schizophrenia. in: Psychopharmacology. Meltzer, H. Raven Press. New York. 727–744.

Nemeroff CB, Youngblood WW, Manberg PJ, Prange AJ jr., Kizer JS. Regional brain concentrations of neuropeptides in Huntington's chorea and schizophrenia. Science 1983, 221: 972-975.

Nussbaum D. Pseudodementia: A slow death. Neuropsychology Review 1994, 4 (2): 71-90.

Osmond H, Smythies J: Schizophrenia. A new approach. J. Ment Sci 1952, 98 (411): 309-315.

Palmour RM, Ervin FR, Wagemaker H, Cade R: 1977 Characterization of a peptide derived from the serum of psychiatric patients, Soc Neurosci, Anaheim, California, Abstract, November 1977, p.32 Abstr Ann Meeting Soc Neuroscience, 1977, p. 32.

Palmour RM, Erwin FR, Wagemaker H jr., Cade R. Characterization of a peptide derived from the serum of psychiatric patients.Soc. Neurosci. Abstr. 1977, 7: 32.

Palmour RM: Characterization of a peptide from the serum of psychiatric patients. En E. Usdin y WE Bunney jr. (eds.), Endorphins in Mental Illnes, Macmillan Press, London 1978.

Palmour RM, Ervin FR, Wagemaker H jr., Cade R. Characterization of a peptide from the serum of psycotic patients; en Edorphins in Mental Health Research (E Usdin, WE Bunney jr. and NS Kline, eds.), Oxford University Press 1979, 581-593.

Park DH Kashimoto T, Ebstein RP, Goldstein M. Purification and Immunochemical Characterization of Dopamine β-Hydroxylase from Human Pheochromocytoma. Molecular Pharmacology January 1976 vol. 12 no. 1: 73-81.

Pármenides de Elea. Sobre la naturaleza.

Penfield W, Erickson TC. Epilepsy and cerebral localization: A study of the mechanism, treatment and prevention of epileptic seizures. Charles C. Thomas, Springfield IL 1941.

Penfield W, Jasper H. Epilepsy and functional anatomy of the human brain. Little Brown and Co., Boston 1954: 896.

Penfield W, Jasper H. Epilepsy and the Functional Anatomy of the Human Brain. Boston: Little, Brown; 1954.

Pohlisch K: Der Hiperkynetische Symptomekomplex und seine Nosologische Stellung. Karger, Berlin 1925.

Post F: Dementia, depression and pseudodementia. In: Benson DF, Blumer D (eds.): Psychiatric aspects of neurologic disease. Seminars in Psychiatry series, Grune and Stratton, New York (1975).

Rabins PV. Reversible dementia and the misdiagnosis of dementia: A review. Hop. Community Psychiatry 1983, 34: 830.

Rabins PV, Merchant A, Nestadt G: Criteria for diagnosing reversible dementia caused by depression: validation by 2-year follow-up. Br J Psychiatry 1984, 144: 488-92.

Ranson SW, Magoun HW. The hypothalamus. Erg. Psysiol. 1939, 41:56-163.

Reynolds CF, Hoch CC, Kupfer DJ, Houck PR, Stack JA, Campbell DW: Bedside differentiation of depressive pseudodementia from dementia. Am J Psychiatry, 145 (9): 1099-103 (1988).

Rioch DM, Wislocki GB, O'Leary JL. A precis preoptic, hypothalamic and hypophyseal terminology with atlas. Res. Publ. Assoc. Res. Nerv. Ment. Dis. 1940, 20: 3-30.

Rosenberg DD, Wright B, Gershon S. Depression in the Elderly. Dement Geriatr Cogn Disord 1992; 3:157–173.

Ross M, Berger PA, Goldstein A: Plasma beta-endorphin immunoreactivity in schizophrenia. Science 14 September 1979:Vol. 205 no. 4411 pp. 1163-1164.

Roubicek J. Aportaciones al tema. Anatomía y fisiología de la angustia. Simposio de la Asociación Mundial de Psiquiatría. Londres 1967.

Rüdin E. Erbbiologisch-psychiatrische Streitfragen. Zbl ges Neurol Psychiatr 1927; 108:274–297.

Sano M, Stern Y, Williams J et al: Coexisting dementia and depression in Parkinson's disease. Arch Neurol, 46: 1284-86, 1989.

Sartre JP. El ser y la nada. Ensayo de ontología fenomenológica. Ibero-Américana, Buenos Aires, 1961.

Sartre JP. El existencialismo es un humanismo. Sur, Buenos Aires, 1957.

Sartre JP. Las palabras. Losada, Buenos Aires, 1968.

Sartre JP. Crítica de la razón dialéctica. Losada, Buenos Aires, 1963.

Sartre JP. La transcendance de l'Ego. Esquisse d'une description phénoménologique. Revue Philosophique de Louvain. Troisième série, tome 64, n°82, 1966. pp. 326-327.

Sarte JP. Jean Paul Sartre répond. En Sartre aujourd'hui; L'arc, número 30,1966).

Sartre JP. El escritor y su lenguaje. Tiempo Contemporáneo, Buenos Aires, 1971.

Scheler M. Der Formalismus in der Ethik und die materiales Wertethik. Halle 1921. (Copyright 1954 bei A. Francke AG. Verlag Bern) (M. Niemeyer (ed), 1913).

Scheler M. Die Stellung des Menschen im Kosmos. Otto Reichl Verlag, Darmstadt, 1928.

Schildkraut, J.J. The Catecholamine Hypothesis of the Affective Disorders. A review of supporting evidence. Am. J. Of. Psych. 1965 Vol. 22. 509–522.

Schildkraut JJ, Orsulak PJ, Schatzberg A, Gudeman JE, Cole JO, Rhode WA, LaBrie RA: Toward biochemical classification od depressive disorders. I. Differences in urinary excretion of MHPG and other catecholamine metabolites in clinical defined subtypes of depressions. Arch Gen Psychiatry 1978; 35 (12): 1427-1433.

Schneider K. Die psychopatischen persönlichkeiten. In Gustav Aschaffenburg (Hrsg.): Handbuch der Psychiatrie, Deuticke, Leipzig und Wien 1923.

Schneider K. Las personalidades psicopáticas. Morata, 1980.

Schneider K. Psychiatrische Vorlesungen für Ärzte. 2nd ed. Leipzig, Germany: Thieme; 1936.

Schneider K. Die Schichtung des emotionalen Lebens und der Aufbau der Depressionszustande. Zeitschriftfiir die gesamte Neurologie und Psychiatrie 1920, 59: 281-286.

Schneider K. Beiträge zur Psychiatrie. Patolopsychologie des Gefühle und Triebe im Grundriss. Abnorme Erlebnisreaktionen. Psichischer Befund und psytriatrische Diagnose. G. Thieme, Wiesbaden, 1946.

Schwartz JC, Constentin J, Maitres MP, Protais P, Baudry M. modulation of receptor mechanisms in the CNS: hyper and hyposensitivity to catecholamines. Neuropharmacol 1979, 17: 665-683.

Schwartz JC, de la Baume S, Llorens C, Malfroy B, Soroca E, Fournie-Zluski MC, Roques BP, Morgat JL, Roy J, Lecomte JM, Javoy-Agid F, Agid Y. Role of "Enkephalinase" (Enkephalin-Dipeptidylcarboxypeptidase) as Synaptic Neuropeptydase. En: Advances in Pharmacology and Therapeutics II, Prodeedings of the 8th international Congress of Pharmacology, Tokyo 1981, Volume 1 CNS Pharmacolgy Neuropeptides (Yoshida H, Hagihara Y, Ebashi S, eds). Pergamon Press 1982: 17-28.

Schwassmann HO, Braemer W: The Effect of Experimentally Changed Photoperiod on the Sun-Orientation Rhythm of Fish. Physiol. Zool. 1961, 34: 273-286.

Schweitzer JW, Friedhoff AJ. The metabolism of dimethoxyphenethylamine, a compound found in the urine of schizophrenics. Am J Psychiatry. 1968 Mar; 124(9):1249-53.

Seeman P, Chau-Wong M, Tedesco J, Wong K. Dopamine receptors in human and calf brains, using [3H]apomorphine and an antipsychotic drug. Proc Natl Acad Sci U S A. 1976 Dec; 73(12):4354-8.

Seeman P, Lee T. Antipsychotic drugs: direct correlation between clinical potency and presynaptic action on dopamine neurons. Science. 1975 Jun 20; 188(4194):1217–1219.

Seeman P, Chau-Wong M, Tedesco J, Wong K. Brain receptors for antipsychotic drugs and dopamine: direct binding assays. Proc Nat Acad Sci USA 1975, 72: 4376-4380.

Seeman P, Tedesco JL, Lee T, Chaw-Wong M, Muller P, Bowles J, Whitaker PM, McManus C, Tittler M, Weinreich P, Friend WC, Brown CM. Dopamine receptors in central nervous system. Fed Proc 1978, 37: 131-136.

Siegel B, Gershon S. Dementia, Depression, and pseudodementia. En Alzheimer's disease problems, prospects and perspectives; Altman HJ (ed.); Plenum Press, New York, 1987: 29-44.

Simpson G.M., Branchey M. H., Lee J. H. A trial of naltrexone in chronic schizophrenia. Curr. Ther. Res. 1977, 22: 909-913.

Smythies JR. Biochemistry of schizophrenia.Postgraduate medical journal,3 9:26–33, Jan 1963.

Smythies JR. Sobre el control de la angustia y temor por mecanismos nerviosos centrales e histoquímicos. Londres 1967, nov, Simposio sobre Angustia.

Smythies JR. Biochemistry and the schizophrenias. South Med J. 1979 Oct; 72(10):1272-6.

Smythies JR, Morin RD, Brown GB. Identification of dimethyltryptamine and O-methylbufotenin in human cerebrospinal fluid by combined gas chromatography/mass spectrometry. Biol Psychiatry. 1979; 14:549–556.

Smythies JR. Neurophysiology of anxiety. En Studies of Anxiety. Br. J. Psychiat 1967, 3: 32-39.

Snyder SH, Simantov R. The opiate receptor and opioid peptides. Journal of Neurochemistry 1977, 28 (1):13-20.

Snyder SH: The opiate receptor and morphine-like peptides in the brain. Am J Psychiatry 1978, 135 (6):645-52.

Snyder, S.H., Axelrod, J.: Inhibition of histamine methylation in vivo by drugs. Biochem. Pharmacol. 13, 536–537 (1964).PubMedCrossRef.

Snyder, S.H., Axelrod, J.: Sex differences and hormonal control of histamine methyltransferase activity. Biochim. biophys. Acta (Amst.) 2, 416–421 (1965).

Sokoloff P, Martres MP, Schwartz JC: Three classes of dopamine receptor (D-2, D-3, D-4) identified by binding studies with 3H-apomorphine and 3H-domperidone. Naunyn Schmiedebergs Arch Pharmacol, 315 (2): 89-102, 1980.

Sokoloff P, Martres MP, Schwartz JC, Protais P, Costentin J, en Special Aspects of pharmacology, Proceedings of the Special Symposium of Sainte Maxime, France, April 25-30 1982, Delagrange lab. ed.

Sokoloff P, Schwartz JC. Novel dopamine receptors half a decade later. Trends Pharmacol. Sci. 1995, 16: 270-275.

Spiegel EA, Spiegel-Adolf M. Physiological and Physicochemical Mechanisms in Electroshock Treatment. Confinia Neurologica 1952; 12:308–311.

Spitzer RL, Fleiss JL, Endicott J, Cohen J. Mental status schedule: properties of factor-analytically derived scales. Arch. Gen. Psychiatry 1967, 16: 479-493.

Spitzer RL, Fleiss JL, Endicott J, Cohen J. The Psychiatric Status Schedule: a technique for evaluating psychopatology and impairment in role functioning. Arch. Gen. Psychiatry 1970, 23: 41-55.

Spitzer RL, Fleiss JL: A reanalysis of the reliability of psychiatric diagnosis. Br. J. Psychiatry 1974, 125: 341-347.

Spitzer RL. Williams JBW. Classification of mental disorders and DSM-III. In Comprehensive Textbook of Psychiatry, vol1, Kaplan HI, Freedman AM, Sadock BJ eds., Williams and Wilkins, Baltimore MD, 1980: 1035-1072.

Spitzer RL, Endicott J, Robins E. Research Diagnostic Criteria (RDC). New York, NY: Biometrics Research Division, New York State Psychiatric Institute, 1975.

Spitzer RL, Endicott J, Robins E. Research diagnostic criteria: rationale and reliability. Arch Gen Psychiatry. 1978 Jun; 35(6):773-82.

Spitzer RL. Psychiatric diagnoses: are clinicians still necessary? Compr. Psychiatry. 1983, 24: 399-411.

Spranger E. Psicología de la edad juvenil. Revista de Occidente, Madrid, 1965.

Spranger E. Formas de vida. Revista de Occidente, Madrid, 1966.

Stertz G: Der extrapyramidale Symptomenkomplex (das dystonische Syndrom) und seine Bedeutung in der Neurologie. Karger, Berlin 1921.

Stertz G: Die Beziehungen von Krankheitsprozess und Krankheitserscheinungen. Ztschr. f. d. ges. Neurol, u. Psychiat. 1920 127: 788

Sydenham T. Observationes medicae circa morborum acutorum historiam et curationem. Londoni, G. Kettilby, 1676.

Taylor MA. The diagnosis of schizophrenia. A new look at and old label. American Journal of Psychiatry 1981, 2: 7-14

Taylor MA, Abrams R. The prevalence of schizophrenia. A reassessment using modern diagnostic criteria. American Journal of Psychiatry 1978, 135: 945-948.

Taylor MA, Abrams R, Hayman M. The classification of affective disorder. A reassessment of the bipolar-unipolar dichotomy. Part1, A clinical, laboratory and family study. Journal of Affective disorders 1980, 2: 95-109.

Terenius L, Wahlström A, Lindström LH, Widerlöv E: Increased CSF levels of endorphins in chronic psychosis. Neurosci Lett 1976, 3: 157-162.

Terenius L. Naloxone (Narcan) treatment in depression: Clinical observations and effects on CSF endorphins and monoamine metabolites. Psychopharmacologia 1977, 54: 31.

Turner WJ, Merlis S. (1959). "Effects of some indolealkylamines on man". Arch Neurol Psychiatr. 81 (1): 121–129.

Udenfriend S, Hartman BK, Zide D. Localization by immunofluorescence of dopamine-beta-hydroxilase in the rat forebrain.

Udenfriend S. Tyrosine hydroxylase. Pharmacol Rev. 1966 Mar; 18(1):43–51.

Ungerstedt U. Functional dynamics of central monoamine pathways, en: The neurosciences, third study program (Schmitt FO, Worden FG eds.), MIT Press, Cambridge 1974, 979-988.

Vartanian. Angustia y "stress" en la esquizofrenia. Simposio de la Asociación Mundial de Psiquiatría, Londres 1967.

Vogt M. Functional aspects of the role of catecholamines in the central nervous system. Br. Med. Bull. 1973; 29:1 68–172.

Vogt M. The concentration of sympathin in different parts of the central nervous system under normal conditions and after the administration of drugs. J Physiol. 1954 Mar 29; 123(3):451–481.

Wagemaker H, Cade R: The use of hemodialysis in chronic schizophrenia. Am J Psichiatry 1977, 134 (6): 684-5.

Wagemaker H, Cade R. Hemodialysis in chronic schizophrenic patients. South. Med. J. 1978, 71: 1463-1465.

Wagner W. Zum Problem affektiver Veränderungen bei Störungen im Bereich des Zwischenhirns, dargestellt an den klinischen und autoptischen Befunden von drei Craniopharyngeomen. Deutsche Zeitschrift für Nervenheilkunde, 1942, 154, (1): 1-18.

Watson SJ, Berger PA, Akil H, Mills MJ, Barchas JD. Effects of naloxone on schizophrenia: reduction in hallucinations in a subpopulation of subjects. Science. 1978 Jul 7; 201(4350):73-6.

Watson SJ, Akil H, Berger PA, Barchas JD: Some observations on the opiate peptides and schizophrenia. Arch Gen Psychiatry 1979, 36 (1): 35-41.

Wells, C. E. Pseudodementia. Am J Psychiatry 1978, 136: 895-900.

Westerman RA. Somatic inheritance of habituation of responses to light in planarians. Science 1963, 5 (1): 676-677.

Wilson SAK. Neurology; Arnold, London 1947.

Wyatt RJ, Saavedra JM, Axelrod J. A dimethyltryptamine (DMT) formyng enzime im human blooods. Am J Psychyatry 1973, 130: 754-760.

Wyatt RJ, Murphy DL. Low platelet monoamine oxidase activity and schizophrenia. Schizophrenia Bull 1976, 2: 77-89.

Zucker FJ. Phenomenological evidence and the "idea" of physics. En: phenomenology: Dialogues and Bridges. Ronald Bruzina R, Wilshire B (eds). SUNY Press, Albany 1983: 269-290.

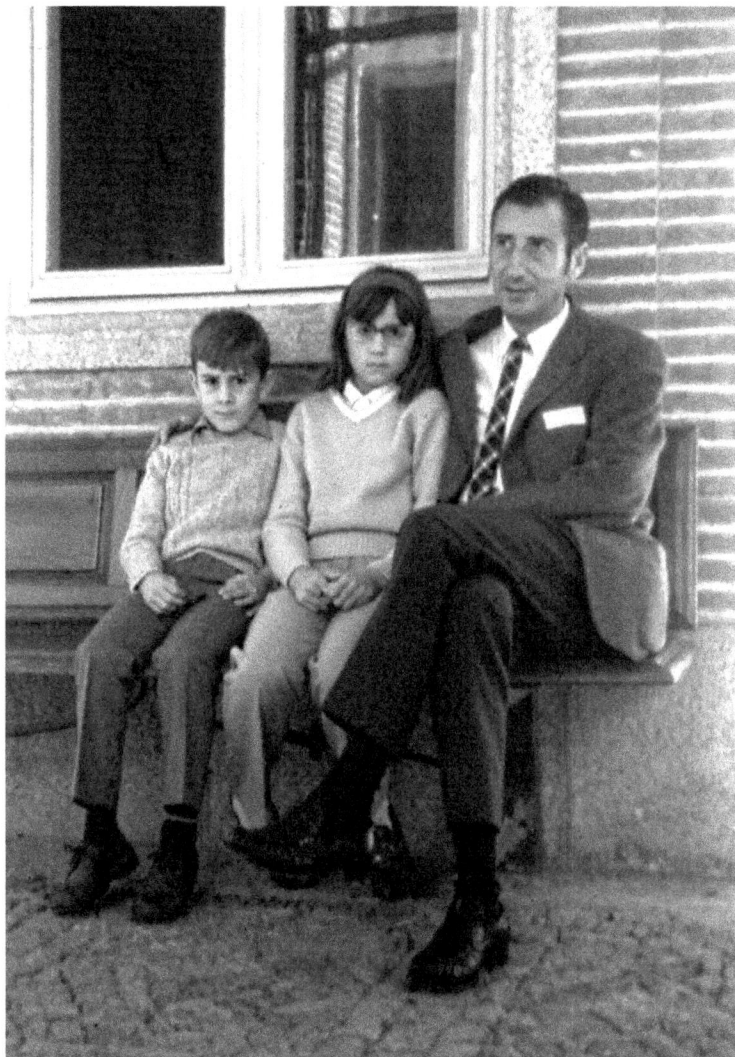

Los autores, hacia 1970.

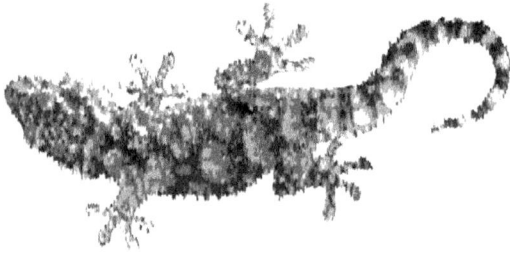

www.ingramcontent.com/pod-product-compliance
Lightning Source LLC
Chambersburg PA
CBHW060006210326
41520CB00009B/837